家庭医生 医学科普系列丛书

中风

看名医

广东省医学会、《中国家庭医生》杂志社

组织编写

主　编：胡学强

副主编：徐　姗　钟晓南

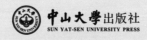

中山大学出版社
SUN YAT-SEN UNIVERSITY PRESS

·广州·

图书在版编目（CIP）数据

中风看名医 / 胡学强主编；徐姗，钟晓南副主编 . —广州：中山大学出版社，2017.4
（家庭医生医学科普系列丛书）
ISBN 978-7-306-06015-0

Ⅰ . ①中… Ⅱ . ①胡…②徐… ③钟… Ⅲ . ①中风—防治 Ⅳ . ① R743.3

中国版本图书馆 CIP 数据核字 (2017) 第 039549 号

ZHONGFENG KAN MINGYI

出 版 人：徐　劲
责任编辑：谢贞静
封面摄影：肖艳辉
封面设计：陈　媛
装帧设计：陈剑锋
责任校对：邓子华
出版发行：中山大学出版社
电　　话：编辑部 020 - 84110283，84111996，84111997，84113349
　　　　　发行部 020 - 84111998，84111981，84111160
地　　址：广州市新港西路 135 号
邮　　编：510275　传真：020 - 84036565
网　　址：http://www.zsup.com.cn　E-mail：zdcbs@mail.sysu.edu.cn
印 刷 者：佛山市洛文彩色印刷有限公司
规　　格：889mm×1194mm　1/24　7.5 印张　150 千字
版次印次：2017 年 4 月第 1 版　2017 年 4 月第 1 次印刷
定　　价：28.00 元

序

姚志彬 | 广东省政协副主席
广东省医学会会长

健康是人生的最根本大事。

没有健康就没有小康，健康中国，已经成为国家战略。

2015年李克强总理的政府工作报告和党的十八届五中全会都对健康中国建设进行了部署和强调。

随着近年工业化、城镇化和人口老龄化进程加快，健康成为人们最关注的问题之一，而慢性病成为人民健康的头号"公敌"，越来越多的人受其困扰。

国家卫生和计划生育委员会披露：目前中国已确诊的慢性病患者近3亿人。这就意味着，在拥有超过13亿人口的中国，几乎家家有慢性病患者。如此庞大的群体，如此难题，是医疗机构不能承受之重。

慢性病，一般起病隐匿，积累成疾，一旦罹患，病情迁延不愈。应对慢性病，除求医问药外，更需要患者从日常膳食、运动方式入手，坚持规范治疗、自我监测、身心调理。这在客观上需要患者及其家属、需要全社会更多地了解慢性病，掌握相关知识，树立科学态度，配合医生治疗，自救与他救相结合。

然而，真实的情况并不乐观。2013年中国居民健康素养调查结果显示，我国居民的健康素养总体水平远低于发达国家,尤其缺乏慢性病的防治知识。因此,加强慢性病防治知识的普及工作,刻不容缓。

与此同时,随着互联网、微信、微博等传播方式的增加,健康舆论市场沸沸扬扬、泥沙俱下,充斥着大量似是而非的医学信息,伪科普、伪养生大行其道。人们亟待权威的声音,拨乱反正,澄讹传之误,解健康之惑,祛疾患之忧。

因此,家庭医生医学科普系列丛书应时而出。

该丛书由广东省医学会与《中国家庭医生》杂志社组织编写。内容涵盖人们普遍关注的诸多慢性病病种,一病一册,图文并茂,通俗易懂,有的放矢,未病先防,已病防变,愈后防复发。

本系列丛书,每一册的主编皆为岭南名医,都是在其各自领域临床一线专研精深、经验丰富的知名教授。他们中,有中华医学会专科分会主任委员,有国家重点学科学术带头人,有中央保健专家。名医讲病,倾其多年经验,诊治心要尤为难得,读其书如同延请名医得其指点。名医一号难求,该丛书的编写,补此缺憾,以惠及更多病患。

广东省医学会汇集了一大批知名专家教授。《中国家庭医生》杂志社在医学科普领域成就斐然,月发行量连续30年过百万册,在全国健康类媒体中首屈一指,获得包括国家期刊奖、新中国60年有影响力的期刊奖、中国出版政府奖等众多国家级大奖。

名医名刊联手,致力于大众健康事业,幸甚!

2016 年 4 月

前 言

胡学强 | 中山大学附属第三医院神经病学科二级教授、一级主任医师、博士生导师
中国卒中学会免疫分会主任委员
中国免疫学会神经免疫分会主任委员
中华医学会神经病学分会前副主任委员
中国中西医结合学会脑心同治专业委员会副主任委员
广东省医学会神经病学分会副主任委员
《中国神经免疫与神经疾病杂志》主编
《中华神经科学杂志》副总编辑

　　脑血管疾病的高发病率、死亡率、致残率和复发率给社会、家庭和患者带来沉重的负担和巨大的痛苦。目前，脑卒中是世界范围内主要致死原因之一。据世界卫生组织统计，世界范围内每6人当中就有1人一生中将发生脑卒中，每6秒钟就有1人死于脑卒中。

　　随着人口老龄化和经济水平的快速发展及生活方式的变化，脑血管疾病已经成为我国主要的公共卫生问题之一。脑卒中与恶性肿瘤、心血管疾病构成我国三大致死原因。目前，在西方国家脑卒中发病率逐年下降的情况下，我国脑卒中发病率却出现了上升，并且出现发病年轻化趋势。同时，脑血管疾病的高致残率也让人担忧，不少幸存的脑卒中患者遗留不同程度的劳动力丧失和生活自理能力下降。此外，脑血管疾病有较高的复发率，不少脑

卒中患者可能再次出现复发。

在这种严峻形势下，值得注意的是，脑血管疾病有不少危险因素是可防可控的，如高血压、糖尿病、高脂血症、肥胖、缺乏运动、吸烟等等。这些脑血管疾病危险因素推进了动脉粥样硬化的进展，最终导致脑血管疾病的发生。因此，在脑血管疾病的防治策略上，不仅要针对脑血管的病变进行治疗，更要强调脑血管疾病危险因素的控制，从而降低危险因素的不良作用，最终降低脑血管疾病的发生率和复发率。然而，当前很多患者普遍存在重治疗、轻预防的观念，对脑血管疾病的早期预防、筛查未能充分重视。因此，提高广大人民群众控制脑血管疾病危险因素、预防脑血管疾病发生和复发的意识刻不容缓。

考虑到这种情况，本书参考了最新的指南和共识，并涵盖了脑血管疾病的基础概念、治疗指导和保健知识等部分，希望能给读者带来最实用的脑血管疾病防治知识。书中提供了很多就医指导，力求解决脑血管疾病患者就医的困惑。另外，书中也涉及了许多疾病预防常识，希望读者能从自身健康生活习惯做起，远离脑血管疾病的困扰。

愿每一位脑血管疾病患者可以科学预防、规律治疗，远离脑血管疾病的困扰。但限于时间和水平，本书中可能存在一些不足之处，恳请各位读者给予指正。

目录 CONTENTS

目录 CONTENTS

治疗篇　跟时间赛跑

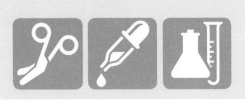

目录 CONTENTS

预防篇 控制疾病,赶跑中风

目录 CONTENTS

名医访谈

远离中风，需要做什么呢？

采访者：《中国家庭医生》杂志社

受访人：胡学强（中山大学附属第三医院神经病学科二级教授、一级主任医师、博士生导师；中华医学会神经病学分会前副主任委员、中国卒中学会免疫分会主任委员、中国免疫学会神经免疫分会主任委员）

为什么神经科的医生都语速超快、走路如风呢？

这个疑问源于我初次接触这个学科医生的直观感受。

"因为脑病无小事！"在一个周末的早晨，胡学强教授挤出时间，在医生办公室解答了我的种种疑惑，"中风属于脑血管疾病（神经科常见疾病），起病急、病势凶、变化快。"

病人的性质决定医生必须高速运转。所谓"时间就是大脑"，指的便是脑血管病一旦发病，治疗须争分夺秒。

"您怎么做到的？"

眼前的胡教授是神经病学领域的专家，是同行业的佼佼者。

1991年博士毕业于中山医科大学神经病学专业。1992年，因动脉粥样硬化性脑梗死方面的研究，获国家科技进步二等奖。1996年获"广东省优秀中青年专家"。

在神经科疾病领域深耕三十余年，他同时担任神经病学分会、卒中学会、免疫学会三大领域的主任委员，足见其专业造诣。

1998年，胡教授通过人才引进任职于中山大学第三附属医院，组建神经内科。多年过去，这个只有14张床位内科小学组的规模扩充了十倍有余,让科室在全国都颇具影响力。

"用了很多方法,吃了很多苦。"胡教授笑称。

科室创办之初,他常在病房查房施教,以提高医生对疾病的诊断水平;只要有机会,就派科内医生到外开学术交流会;每周都让医生讲读书心得或讨论典型病例;请本院专家、外地专家给医生讲课,等等。

他在医患交流方面也下足了功夫。补贴电话费,让医生手机24小时开机,便于与病人联系,有不良反应及时了解;给主治医生配录音笔,有患者投诉要录音;组织医生编写电子病历系统,在该科率先采用电子病历,方便患者管理。

这些"招数"在当时是相当前卫和创新的。

渐渐地,该科医疗水平越来越高,知名度越来越大,省内外,乃至国外慕名而来的患者越来越多。

"什么患者令您印象深刻?"

胡教授收治的中风患者形形色色,足以从中体会人生五味。他感叹:"中风突如其来,有时迫使生活改道,甚至一下跌入幽暗深谷。"

多年前,他收治了一位20多岁的男性患者,新婚之夜被送到医院,确诊为脑出血。小伙子有高血压,平常没做规范治疗。大喜之日因劳累、情绪激动等原因诱发了高血压性脑出血了(中风的一种)。急性期治疗后落下了偏瘫,一侧肢体瘫痪。从幸福的巅峰倏忽跌落至痛苦深渊,令人唏嘘。

也有正值事业巅峰的单位主管,突发缺血性中风,导致肢体残疾,从此改变事业轨道。

这些人身上有中风的危险因素,如高血压、糖尿病、高血脂、心脏病、抽烟、酗酒等,若当时遵从医嘱坚持随访,则中风应与其无缘。

相反的是一些存在中风的危险因素的患者,及时发现,定期看病,依从性非常好,坚持随访,十几年都从没出现中风这样的危重疾病。

"什么情况让您觉得遗憾？"

还有少数患者没有上述危险因素，却发生中风了。

"如果进行深入的血管检查，其实能发现问题。"胡教授告诫，中老年人要了解自身的血管情况。血管的检查方法有很多，如颈动脉彩超、CTA（CT血管造影）、MRA（磁共振血管造影）等，由医生根据患者情况选择做哪个。"有些患者不理解，认为自己没病，医生乱开检查，一段时间后却突发中风，这很令人惋惜。"

而中风患者能得到及时的医治，这是医生们最喜闻乐见的。

胡教授说："及时医治，一是发现中风征兆，及时就医；二是医生能尽快检查，排查清楚中风种类；三是在医患沟通流畅，家属能接受治疗方法。"

像缺血性中风的溶栓治疗黄金时间只有三小时，错过了这个时间，就难以采取这个效果最好的治疗方法，造成遗憾。

"最想告诫患者的是什么？"

医学界对中风的认识也在不断加深，有什么想告诉大家呢？

胡教授不假思索地说："中风可防、可治。"

大家要了解中风的危险因素，从而采取针对性治疗。比如，患有高血压，就要选择适合自己的降压药，把血压降下来，定期检测；糖尿病必须就诊内分泌科进行治疗；改变不良生活习惯，吃对健康有利的东西，适当锻炼。"贵在坚持！"胡教授认为这一点最为关键。

另外则是对疑似中风要及时就医，明确诊断。

上述种种，在本书都有详细的阐述，也正是胡教授积极编写此书的目的所在。"希望看完这本书的人不再害怕中风，远离中风！"胡教授说完，又匆匆赶赴病区了。

自测题

你的中风风险有多高？

表1 男士测量分值表

男性	分值										
	0	1	2	3	4	5	6	7	8	9	10
年龄（岁）	54~56	57~59	60~62	63~65	66~68	69~72	73~75	76~78	79~81	82~84	85
治疗收缩压（毫米汞柱）	97~105	106~115	116~125	126~135	136~145	146~155	156~165	166~175	176~185	186~195	196~205
治疗后收缩压（毫米汞柱）	97~105	106~112	113~117	118~123	124~129	130~135	136~142	143~150	151~161	162~176	177~205
糖尿病	否		是								
吸烟	否				是						
心血管疾病	否			是							
心房纤颤	否				是						
左心室肥厚	否					是					

将各项得分相加，得出总评分值——

分值	10年中风率	分值	10年中风率	分值	10年中风率
1	3%	11	11%	21	42%
2	3%	12	13%	22	47%
3	4%	13	15%	23	52%
4	4%	14	17%	24	57%
5	5%	15	20%	25	63%
6	5%	16	22%	26	68%
7	6%	17	26%	27	74%
8	7%	18	29%	28	79%
9	8%	19	33%	29	84%
10	10%	20	37%	30	88%

表2 女士测量分值表

女 性	分值										
	0	1	2	3	4	5	6	7	8	9	10
年龄（岁）	54~56	57~59	60~62	63~65	66~68	69~72	73~75	76~78	79~81	82~84	85
未治疗收缩压（毫米汞柱）		95~106	107~118	119~130	131~143	144~155	156~167	168~180	181~192	193~204	205~216
治疗后收缩压（毫米汞柱）		95~106	107~113	114~119	120~125	126~131	132~139	140~148	149~160	161~204	205~216
糖尿病	否			是							
吸烟	否			是							
心血管疾病	否		是								
心房纤颤	否						是				
左心房肥厚	否				是						

将各项得分相加，得出总评分值——

分值	10年中风率	分值	10年中风率	分值	10年中风率
1	1%	11	8%	21	43%
2	1%	12	9%	22	50%
3	2%	13	11%	23	57%
4	2%	14	13%	24	64%
5	2%	15	16%	25	71%
6	3%	16	19%	26	78%
7	4%	17	23%	27	84%
8	4%	18	27%		
9	5%	19	32%		
10	6%	20	37%		

1. 表格中的"心血管疾病"包括心肌梗死、心绞痛、冠状动脉功能不全、间歇性跛行、充血性心力衰竭等。

2. "左心室肥厚"指心电图诊断的心室肥厚。

3. 此表名为弗明汉脑卒中量表（FSP）（改良版），可评估中风风险。

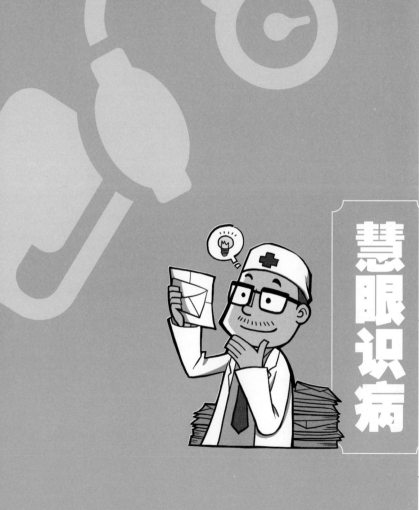

慧眼识病

基础篇

PART 1 ▶

中风，是中的什么"风"?

中风 = 脑血管意外

"中风"这个词，相信大家并不陌生。可中风是什么意思？到底是身体哪一块出了毛病，很多人说不清、道不明。

首先告诉你，中风等于脑血管意外，正规医学名称叫脑卒中。

从病理上说，中风是由于脑部血管突然破裂或阻塞，而引起脑组织损伤的急性脑血管疾病。主要症状为患者猝然昏倒、不省人事，伴发口角歪斜、语言不利、半身不遂，等等。

你能在医生口中听到、报纸上看到的词汇——**"卒中""脑中风""脑卒中""脑血管意外"**，均指中风。

虽然名称无数，无疑"中风"最有群众基础，它历史悠久，来源于我国最早的医学典籍、距今 2000 多年的《黄帝内经》。"中风"代表患上该病，有如暴风疾至、飞石击中，起病急剧，表现多端，变化迅速。

"卒中"，"卒"即突然的意思，"中"则为得中。说的也是这种病的发生较突然。

随着现代医学的发展，医学界逐渐发现，"中风"发生的原因是脑血管出了毛病，于是"中风"渐渐又有了"脑卒中""脑中风""脑血管意外"这样的名称。

而"缺血性卒中(俗称脑梗死)""出血性卒中(脑出血属于其中一种)"属于中风的不同类型。

中风为居民第一致死病因

病如其名，中风给人的感觉正是"突如其来"的，无怪乎古代中医将其列为四大疑难病之首。现代医学界则将中风同冠心病、癌症并列，称为威胁人类健康的三大疾病。

2004—2005年，全国第三次死因回顾调查显示，我国居民第一位的致死病因是中风。

据世界卫生组织统计，全世界每6个人中就有1人可能罹患中风；每6秒钟就有1人死于中风；每6秒钟就有1人因中风而永久致残。

◎呈上升趋势

目前，西方国家中风的发病率逐年下降，而我国中风发病率的上升趋势却非常明显。原因与社会发展、经济状况改善，居民高血压、糖尿病、肥胖等患病概率大幅提高有关。

◎年轻化

不可忽略的是，中风虽好发于中老年人，但近年来，中风发病呈年轻化趋势。

◎ "四高疾病"

中风也是公认的"四高疾病"——发病率高、致残率高、死亡率高、复发率高。统计显示，幸存的中风病人中，约75%不同程度丧失劳动力和生活自理能力。已得过脑中风的患者，还易再复发，复发后症状还会加重。

为何中风如此凶猛？

中风的本质是脑部血管出了问题——或是血管堵住了，让血液无法通过或极少量通过；或是脑血管破裂出血，血肿压迫脑组织，导致脑功能障碍。

而且，大脑对血流的依赖性远超过其他任何器官，全身最不能缺血就是脑组织。脑组织缺氧几分钟后，就可出现不可逆转的脑细胞死亡。

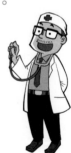

此外，针对中风有效的治疗措施较少，因此必须将预防放在第一位。

脑动脉粥样硬化，
中风的重要原因之一

要了解中风的成因，必须先了解一个词——动脉粥样硬化。它为中风的罪魁祸首之一。了解其意，对了解中风有哪些危险因素，人为什么会中风，如何预防中风等方面均有极大帮助。

人的血管分为动脉、静脉和毛细血管。动脉能将营养物质输送到全身各个器官。因此，如果动脉出了问题，会影响各个器官的正常工作。

动脉粥样硬化是动脉最常见的病变之一。

动脉粥样硬化，就是动脉壁上沉积了一层像小米粥样的脂类，使动脉壁变厚变硬，不仅使动脉失去了弹性，可能发生破裂，还会使动脉管腔变窄或闭塞，引起血流不畅或阻塞。

动脉粥样硬化导致身体出现什么症状，主要决定于血管病变程度，以及受累器官的缺血程度。**脑动脉粥样硬化到一定程度，便可引起中风。**

下面这些人要注意动脉粥样硬化

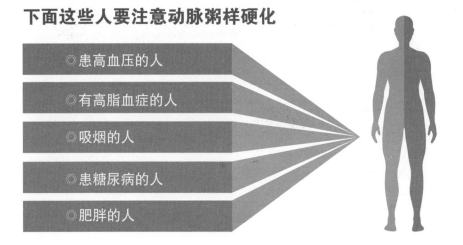

◎患高血压的人

◎有高脂血症的人

◎吸烟的人

◎患糖尿病的人

◎肥胖的人

动脉粥样硬化进展图

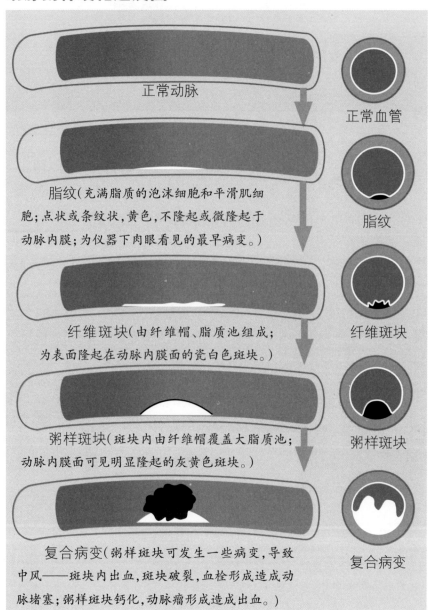

正常动脉

正常血管

脂纹(充满脂质的泡沫细胞和平滑肌细胞；点状或条纹状，黄色，不隆起或微隆起于动脉内膜；为仪器下肉眼看见的最早病变。)

脂纹

纤维斑块(由纤维帽、脂质池组成；为表面隆起在动脉内膜面的瓷白色斑块。)

纤维斑块

粥样斑块(斑块内由纤维帽覆盖大脂质池；动脉内膜面可见明显隆起的灰黄色斑块。)

粥样斑块

复合病变(粥样斑块可发生一些病变，导致中风——斑块内出血，斑块破裂，血栓形成造成动脉堵塞；粥样斑块钙化，动脉瘤形成造成出血。)

复合病变

动脉的"**硬化**"与"**粥样硬化**"，不是一码事

大家谈论动脉血管的硬化，会说到两个词汇——"动脉血管硬化"和"动脉血管粥样硬化"。

后者比前者多了"粥样"，说的是一码事吗？

肯定的回答：不是一码事！

动脉血管硬化，跟年龄有关

动脉血管硬化几乎没有谁能够逃脱。就像塑料或橡胶管子一样，用久了自然就会变硬。随着年龄增大，每个人的血管都在逐渐硬化，只是有人早、有人晚，有人轻、有人重。

不良后果：动脉硬化的主要表现为血压的改变，即舒张压（低压）逐渐降低，收缩压（高压）逐渐升高，脉压（高压与低压的差值）逐渐增大，往往不出现临床症状。

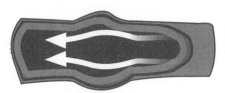 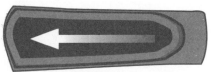

健康血管

具有弹性，血液流过时造成的脉搏波能量会被血管壁吸收，减慢血液流动速度。

硬化血管

老化的血管无法吸收脉搏波的能量，能量留在血液内，令血液流动速度加快，但一般不出现临床症状。

动脉粥样硬化，中风高危因素之一

动脉粥样硬化就不同了，它是发生在动脉壁上、呈粥样的硬化斑块——是由于动脉壁的内皮细胞受到破坏后，脂质沉积形成的。

有的人年纪轻轻就可以出现，甚至很严重；有的人年近百岁也没有一点动脉粥样硬化。因此说，动脉血管粥样硬化不是生理性的改变，一旦出现就有病理意义。

不良后果：动脉粥样硬化斑块分为软斑块、硬斑块、混合性斑块三种。其中，软斑块和混合性斑块常常不稳定，容易破裂、形成血栓，堵塞动脉血管，使下游的动脉血供减少甚至中断。就像血管中的"定时炸弹"——若发生在给大脑供血的动脉，则有可能造成中风；若发生于给心脏供血的冠状动脉，则会形成心绞痛，甚至急性心肌梗死、猝死。

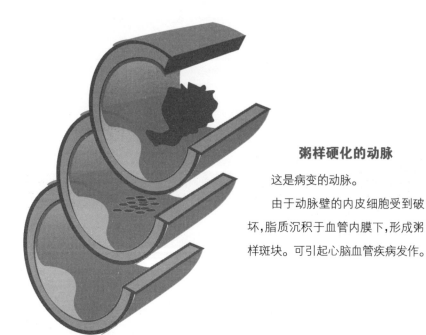

粥样硬化的动脉

这是病变的动脉。

由于动脉壁的内皮细胞受到破坏，脂质沉积于血管内膜下，形成粥样斑块。可引起心脑血管疾病发作。

硬化的动脉可以软化吗？

不管哪种硬化，都不会令人愉快。于是坊间有各种软化血管的招数，比如：吃木耳、香菇、红枣、玉米等食物，喝醋、柠檬水，吃深海鱼油，等等。

血管可以软化吗？答案更是：不能！

首先，对于生理年龄增高造成的动脉硬化，你绝不可能应用各种妙方返老还童。

其次，对于动脉粥样硬化的血管，已经钙化的你绝不可能让它软化。即便还没有钙化的斑块，只有极少数人经过生活方式改善及应用他汀类药物，能使斑块回缩，绝大多数能让它稳定住不发展或缓慢发展，效果就很理想了。

因此，动脉硬化、动脉粥样硬化一旦形成，想应用各种偏方让动脉血管软化，目前理论上不可能、实践中更不可能。

思路应该放在预防

　　动脉粥样硬化的后果如此严重，既然不能让血管软化，那能怎么办？

　　唯一有效的办法是采取针对性的预防措施。

　　1. 高血压：持续的高血压对血管壁的压力增加，是引起动脉粥样硬化的首要危险因素。因此要少吃盐，多运动，规律作息保证睡眠，适当减压避免总是处在紧张状态，定期检测血压。对于高血压患者，按时服药、保持血压平稳。

　　2. 糖尿病：糖尿病使血管内皮细胞受损，容易发生动脉粥样硬化。少吃糖、多运动，避免腰围过大和体重超重很重要，有家族史者要定期检测血糖。对于糖尿病患者，按时服药，保证空腹血糖、餐后血糖、糖化血红蛋白达标，才能减少动脉粥样硬化的发生。

　　3. 吸烟：吸烟可以使动脉血管的内皮受损，从而容易发生动脉粥样硬化。因此，要养成不吸烟的好习惯，同时也要对二手烟勇敢地说不。

　　4. 高血脂：高血压、糖尿病、吸烟都是损害动脉血管的内皮，而增高的血脂就可以附着在损伤的动脉内皮上，逐渐形成粥样斑块。因此，要清淡饮食，少吃高脂肪、高胆固醇、高热量饮食，增加运动，定期检测血脂水平变化。

　　5. 动脉粥样硬化家族史：直系家庭成员中有动脉粥样硬化病史，则更应注意上述几项，保持健康的生活方式，保持体重达标，从青少年起开始预防动脉粥样硬化。

PART 2 ▶
中风，都有哪些类型

根据脑的病理改变,中风主要分为出血性中风、缺血性中风两大类。

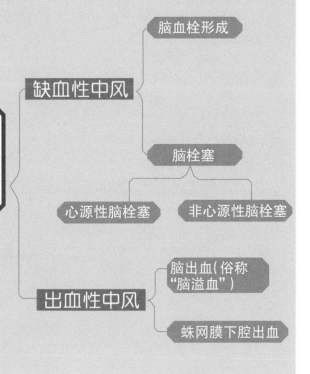

中风的两大类

缺血性中风
- 脑血栓形成
- 脑栓塞
  - 心源性脑栓塞
  - 非心源性脑栓塞

出血性中风
- 脑出血(俗称"脑溢血")
- 蛛网膜下腔出血

主要症状：口角歪斜、言语不清、肢体乏力、麻木、眩晕等等

缺血性中风（它占中风大多数）

缺血性中风（俗称"脑梗死"），主要包括脑血栓形成、脑栓塞。

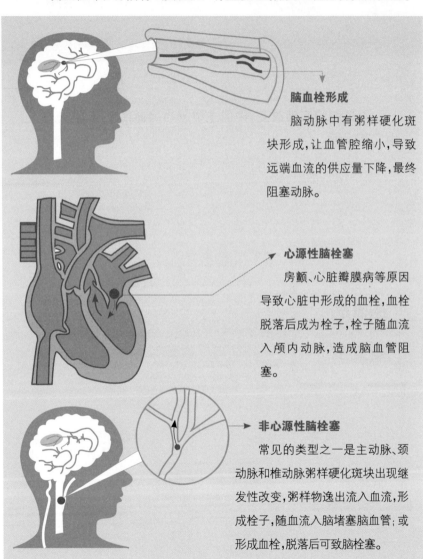

脑血栓形成

脑动脉中有粥样硬化斑块形成，让血管腔缩小，导致远端血流的供应量下降，最终阻塞动脉。

心源性脑栓塞

房颤、心脏瓣膜病等原因导致心脏中形成的血栓，血栓脱落后成为栓子，栓子随血流入颅内动脉，造成脑血管阻塞。

非心源性脑栓塞

常见的类型之一是主动脉、颈动脉和椎动脉粥样硬化斑块出现继发性改变，粥样物逸出流入血流，形成栓子，随血流入脑堵塞脑血管；或形成血栓，脱落后可致脑栓塞。

出血性中风

根据出血部位不同,分为脑出血(脑溢血)和蛛网膜下腔出血。

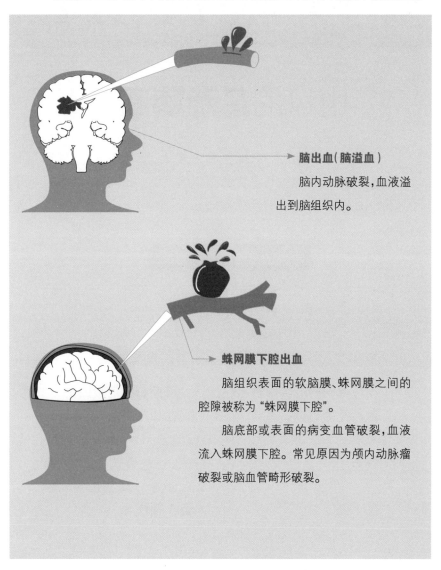

脑出血(脑溢血)

脑内动脉破裂,血液溢出到脑组织内。

蛛网膜下腔出血

脑组织表面的软脑膜、蛛网膜之间的腔隙被称为"蛛网膜下腔"。

脑底部或表面的病变血管破裂,血液流入蛛网膜下腔。常见原因为颅内动脉瘤破裂或脑血管畸形破裂。

PART 3 ▶

中风，会找什么样的人

中风的**危险因素**

古人说"中风之病，如矢石之中人，骤然而至也"。意思是，中风的人像被石子突然击中而扑倒。而实际上，中风不是说来就来的，它有疾病基础。

中风的危险因素有两类

不可控制的危险因素

包括年龄、种族、家族遗传史等。这些因素我们无法控制。

可控制的危险因素

包括高血压病、高脂血症、糖尿病、心脏病、吸烟、酗酒、不良的饮食习惯、缺乏运动等。这些因素可以人为干预改善。

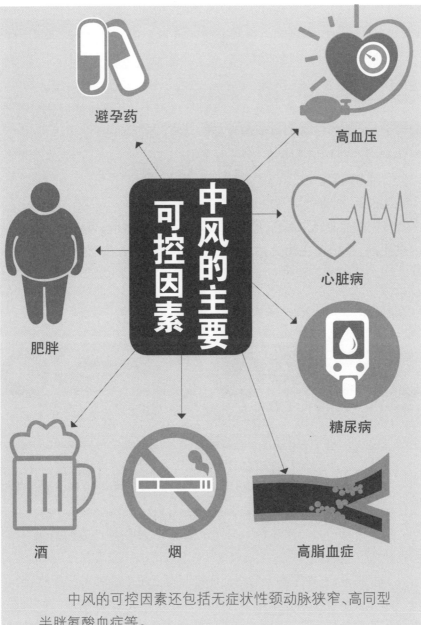

避孕药

高血压

心脏病

糖尿病

中风的主要
可控因素

肥胖

酒

烟

高脂血症

中风的可控因素还包括无症状性颈动脉狭窄、高同型半胱氨酸血症等。

血压过高过低，都致中风

高血压是导致中风的最危险因素。高血压患者发生中风的机会，比血压正常者高 3 ~ 5 倍。

研究发现，无论是收缩压还是舒张压升高，患脑血管病的危险性都很大：在排除了其他危险因素后，收缩压每升高 10 毫米汞柱，中风发病的相对危险增加 49%；舒张压每增加 5 毫米汞柱，中风发病的相对危险增加 46%。

这是因为，血压会影响血管健康。

长期的高血压，血压不稳定，血管受到反复刺激，可导致动脉血管内皮受损、管壁发生病变，管腔变硬，内膜增厚，导致动脉粥样斑块形成。当脑血管管腔狭窄或闭塞时，可使脑组织缺血、缺氧，而发生缺血性中风。

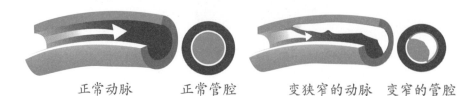

正常动脉　　　　正常管腔　　　　变狭窄的动脉　　变窄的管腔

高血压还可引起细小动脉壁变性和坏死，进而形成微小动脉瘤。血压波动时，微小动脉瘤破裂出血，发生出血性中风。

血压过低也可导致中风。血压过低、供血量不足造成的脑缺血，能引发缺血性中风。

一般来说，高血压病人宜将血压控制在低于 140/90 毫米汞柱，合并糖尿病和肾脏疾病的病人应将血压控制在低于 130/80 毫米汞柱为宜。但血压并非越低越好，应注意血压控制的个体化，如合并动脉狭窄等其他情况,还需预防血压过低导致的中风。

然而,只要长期坚持有效控制血压,就可以显著减少中风的发生。降压治疗,可使中风发生率和死亡率减少。

高血压患者必须重视降压治疗,在医生的指导下选择合适药物,使血压保持稳定,并维持在正常水平。

血压水平的定义和分级(毫米汞柱)

级别	收缩压(毫米汞柱)		舒张压(毫米汞柱)
正常血压	< 120	和	< 80
正常高值	120~139	和(或)	80~90
高血压	≥ 140	和(或)	≥ 90
1 级高血压(轻度)	140~159	和(或)	90~99
2 级高血压(中度)	160~179	和(或)	100~109
3 级高血压(重度)	≥ 180	和(或)	≥ 110
单纯收缩期高血压	≥ 140	和	< 90

表格来源于《中国高血压基层管理指南》(2014 修订版)。

心脏病,脑栓塞的凶手

各种类型的心脏病都与中风密切相关。有心脏病的人,发生中风的危险比无心脏病者高 2 倍以上。

心脏病,怎么跟脑血管病扯上关系呢?

血液,从心脏泵出,通过动脉血管,为大脑提供氧气和营养物质。如果一个人的心脏有病,则会影响大脑的供血。统计发现,有房颤、心肌梗死、心律失常、细菌性心内膜炎以及心脏瓣膜疾病的人,或者做过心脏手术、安装过人工心脏起搏器者,容易出现血栓形成,血栓脱落后,栓子会阻塞脑血管,引起中风。

房颤为什么会导致中风

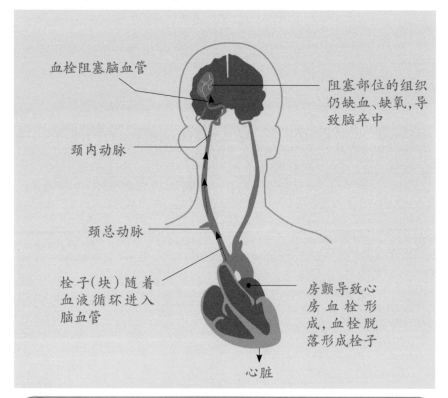

血栓阻塞脑血管

阻塞部位的组织仍缺血、缺氧,导致脑卒中

颈内动脉

颈总动脉

栓子(块)随着血液循环进入脑血管

房颤导致心房血栓形成,血栓脱落形成栓子

心脏

小知识

有房颤,更要防中风

心房颤动(简称房颤)是临床上最常见的一种心律失常。

房颤时,由于心脏的节律不正常,心房由正常的收缩变为蠕动,心房里的血流缓慢淤滞,导致血栓形成。

约有20%的中风,是由房颤引起的。房颤患者,其中风的发生率是正常人的5倍。

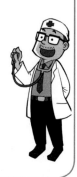

糖尿病，中风的危险杀手

糖尿病是缺血性中风的独立危险因素。

长期慢性的高血糖，能损害脑血管的管壁，促进血栓形成。此外，长期慢性高血糖可使血液黏度增高，血脂代谢紊乱，这些都是脑缺血、缺氧的重要原因。

糖尿病患者要将血糖控制在理想水平，空腹血糖应小于7毫摩尔/升（126毫克/分升）。

糖尿病的各种并发症

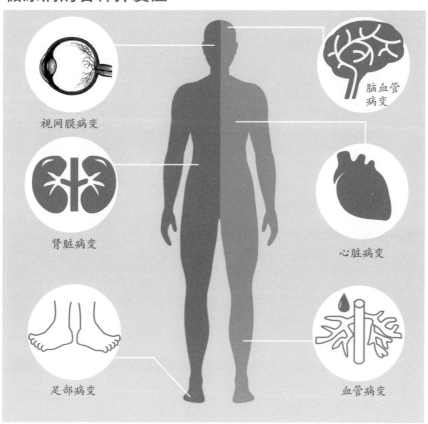

视网膜病变

脑血管病变

肾脏病变

心脏病变

足部病变

血管病变

高脂血症，堵住血管的帮凶

高脂血症，是指血液中的脂类物质增高，常见血脂中的低密度脂蛋白胆固醇、甘油三酯增高。

低密度脂蛋白胆固醇是一种"坏胆固醇"，可不断在血管沉积，逐渐造成血管壁增厚，形成粥样硬化斑块，堵塞脑血管；在斑块上出现血栓形成，形成的血栓脱落，造成脑血管阻塞，引起缺血性中风。

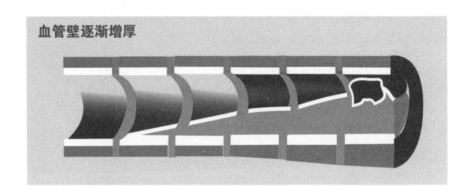

血管壁逐渐增厚

高脂血症的诊断标准

总胆固醇	超过 5.67 毫摩尔 / 升，高胆固醇血症
甘油三酯	超过 1.69 毫摩尔 / 升，高甘油三酯血症
低密度脂蛋白（LDL）胆固醇	超过 3.60 毫摩尔 / 升，高 LDL 胆固醇血症
高密度脂蛋白（HDL）胆固醇	低于 1.04 毫摩尔 / 升（女性低于 1.16 毫摩尔 / 升），低 HDL 胆固醇血症

烟、酒的慢性伤害

烟要戒掉。吸烟主要影响全身血管和血液系统,可使动脉硬化斑块增厚。吸烟者发生中风风险是非吸烟者的 3.5 倍。而长期被动吸二手烟,也能增加中风风险。

如果吸烟者同时患有高血压,中风风险进一步增加。吸烟还可能影响降压药的效果。戒烟后 2 ~ 5 年,中风的危险才会下降。

酒要限制。酒精可升高血压,导致高凝状态、心律失常,降低脑血管血流量等。建议成年男性一天饮用酒精量不超过 25 克,成年女性一天饮用酒精量不超过 15 克。否则,发生脑梗死的危险性明显增加。

肥胖容易得心血管疾病

肥胖者容易患心脑血管疾病,肥胖容易导致高血压、高血糖、高血脂。这些都是中风的高危因素。

◎ BMI (体重除以身高的平方, kg/m^2)=24.0 ~ 27.9 为超重,大于等于 28 为肥胖。

其他危险因素

购买避孕药时,在药品说明书会看到如下提醒:35 岁以上的吸烟女性同时伴有高血压、糖尿病、偏头痛或既往发生过血栓病事件者,如果口服避孕药可能增加中风危险。

中风的危险因素还有很多,这里就不一一举例了。

中风的诱发因素

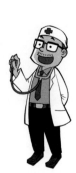

前面提到，中风的发生常有高血压、高血糖、肥胖、心脏病等疾病为基础，这是中风的病因。除此之外，中风发作往往还有一定诱因：

1. 情绪不佳。

2. 饮食不节、暴饮暴食、饮酒不当。

3. 过度劳累、用力过猛、超量运动、突然坐起或起床等体位改变。

4. 气候突然变化。

5. 妊娠。

6. 便秘。

7. 服药不当，如降压药使用不当。

这些，是中风**不可控因素**

年龄

随着年龄增长，发生中风的危险性持续增加。

55 岁之后，每增加 10 年，中风的危险性增加 1 倍。因为人体各组织器官的功能随着年龄增长而减退，动脉的结构和功能也会发生改变。例如：动脉壁厚度增加，弹性降低等。

此外，随着年龄增长，脑血流量减少，速度减慢。这也是引起中风的另一重要因素。

性别

中风者的性别比例男性高于女性。我国几次中风发病率调查显示，中风患者男女之比为（1.3 ~ 1.5）：1。这可能跟男性吸烟饮酒者比女性多，男士高血压发病概率高等有关。

家族史

此外，若家族中有人患有高血压、心脏病、糖尿病，本人中风的发病率、死亡率更高。

担心中风，**怎么做检查?**

中风的可控因素，很多为中老年朋友的常见疾病。担心中风风险，该做什么检查?

可选择的检查方式为动脉超声，包括颈动脉超声和经颅多普勒超声(TCD)，这两项检查都是无创伤的，能判断动脉硬化的情况。

颈动脉超声

将探头贴近头部，通过超声波的反射了解颈动脉的状态。

可以直观地看到血管的管壁以及管腔的血流情况，不仅能够观察到颈部动脉干是否存在粥样硬化斑块，也能判断管腔是否有狭窄、管腔内血流是否通畅，而且还能知道斑块是否容易碎裂脱落。

经颅多普勒超声(TCD)

也称"脑超"，就是人们熟知的脑血流图检查，它借助脉冲多普勒技术和 2MHz 发射频率，使超声声束得以穿透颅骨较薄的部位，直接描记脑部动脉血流的多普勒信号，以获取脑部动脉的血流动力学参数，来反映脑血管功能状态。

它能探测到脑底动脉环的各向血流，了解其是否有狭窄或闭塞。

中风的其他检查还包括心脏检查、血液检查、影像学检查等。如果查出问题，由医生根据病人的情况，有针对性地做进一步检查，以明确病因和病灶部位。一般以药物治疗为主，必要时通过手术或支架植入方法，切除硬化斑块，解除血管狭窄，避免中风发生。

小知识

这些误区你有吗？

误区一：瘦子不会得中风

与胖人相比，瘦人得中风的概率相对低一些，但绝对不可因此放松警惕。因为瘦子也可以患高血压、高脂血症、糖尿病、动脉硬化等疾病，这些都是引起中风的危险因素。

误区二：血压正常或偏低都不会中风

高血压是脑出血和脑梗死的最重要危险因素，但不是唯一危险因素。低血压也会引起脑内一些部位供血不足，出现脑梗死。

误区三：青年人不必担心得中风

现在中风已经出现年轻化趋势。年轻人患中风的危险除高血压、酗酒、吸烟、高脂肪饮食外，还有代谢异常、血液病、心脏疾病、先天性疾病、免疫系统疾病等因素。

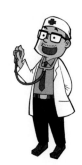

PART 4 ▶
中风的症状，能及时甄别吗

短暂性脑缺血发作，
中风的警报

中风来得很突然，被认为是毫无征兆的。多数中风起病确实非常急。然而，有一部分人会出现中风的前兆症状——短暂性脑缺血发作（TIA）。TIA 是由于局部脑组织或视网膜缺血引起的短暂性神经功能缺损，临床症状一般不超过 1 小时，最长不超过 24 小时。不留后遗症状，CT、MRI 检查无相应的脑病变。

TIA 都有哪些症状

短暂性脑缺血发作（TIA），会出现下列症状——

◎忽然发生单侧上、下肢轻瘫，面部偏斜，自觉肢体忽然软弱无力，不能活动；

◎忽然发生说不出话或语言含糊不清；

◎忽然发生单眼失明或黑蒙。

其他常见的症状还有头晕、平衡障碍、眼球运动异常、复视、面部、口周麻木、肢体瘫痪、感觉障碍、跌倒发作、短暂性全面遗忘、双眼视力障碍发作等。

上面的症状只要出现其中一个，则提示有短暂性脑缺血发作的可能。

症状 24 小时内恢复如常

1. 在脑血管壁、动脉粥样硬化致管腔狭窄基础上,当出现低血压时,引起病变血管的血流减少,发生短暂性脑缺血症状,当血压回升后,局部脑血流恢复正常,TIA 症状消失。

2. 动脉粥样硬化不稳定令斑块或附壁血栓破碎脱落形成微栓子,随血流阻塞了小动脉,导致其供血区的脑组织缺血而出现临床症状,当微栓子破碎或移向远端后,血流恢复,症状消失得无影无踪。

因而,TIA 的特点是起病突然,历时短暂,往往在 24 小时内恢复正常,绝大多数患者没有意识障碍,不留后遗症。

三分之一发展成中风

由于 TIA 来去匆匆,有的患者不以为然,其实它隐患极大。TIA 患者中的三分之一会在 5 年中发生脑中风,因此,常被人们称为"脑中风的警报"。

一般而言,50 岁以上、患动脉粥样硬化、体形肥胖、习惯高热量和高动物性脂肪饮食、血脂异常、长期嗜烟嗜酒、长期精神紧张、缺乏运动或患高血压及糖尿病者,属于中风的高危人群,这些人如出现 TIA 症状,应及早到医院就诊,查找病因,避免或延缓其进一步发展。

当确诊为 TIA 后,即使没有症状了,患者也应尽早在医生指导下接受规范治疗,控制各种危险因素,争取把中风发生的风险降到最低。包括在医生指导下改变不良生活方式,服用药物等。

中风的主要症状

安静或活动时发现下列症状，必须高度警惕中风：

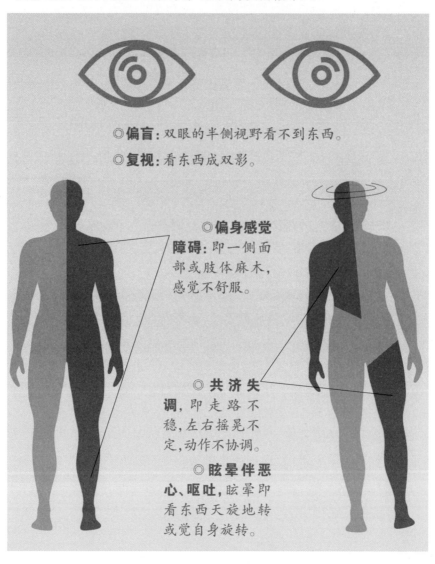

◎**偏盲**：双眼的半侧视野看不到东西。

◎**复视**：看东西成双影。

◎**偏身感觉障碍**：即一侧面部或肢体麻木，感觉不舒服。

◎**共济失调**，即走路不稳，左右摇晃不定，动作不协调。

◎**眩晕伴恶心、呕吐**，眩晕即看东西天旋地转或觉自身旋转。

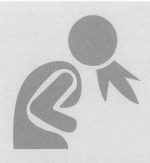

◎**发音、吞咽困难**，说话舌头打结，饮水呛咳。

◎**头痛、恶心、呕吐**、严重者有不同程度的神志不清，如迷糊或昏迷不醒。

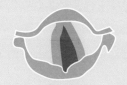

◎**失语**：说不出话，或听不懂别人以及自己说的话，不理解或写不出以前会读、会写的字句等。

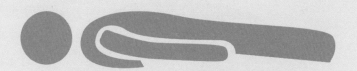

◎**偏瘫**：一侧肢体没有力气，有时表现为没有先兆的突然跌倒。

这些症状有时单独出现一个，有时同时出现多个。一旦出现，必须立即拨打急救电话"120"。

中风症状多样，就看哪条血管堵了

　　大脑的不同组织有不同的功能，它们由不同血管供应血流。因而中风症状多样，有些人有这些症状，有些人有那些症状，就看哪条血管被堵了。

　　这得从人脑结构说起。

　　大脑、小脑、脑干、间脑等部分构成了人脑。大脑的表面叫大脑皮层，是神经细胞的集中地，大脑皮层又可分为额叶、颞叶、顶叶、枕叶等。它们各司其职，分别掌管着肢体的运动、触觉等感觉，视物及识别物体，听语言并理解、说话等功能。

　　如果各部位因脑梗死而受到损伤，其功能就会出现障碍，可表现出上一页图中各种功能异常的症状。

大脑皮层的功能

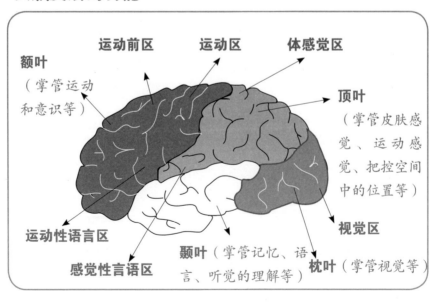

左侧脑意外，右侧偏瘫

　　脑梗死的症状中最多见的是偏瘫，即身体的一侧(左侧或右侧)发生运动麻痹。当然，有时伴有同一侧的面瘫。

　　它有一个特点——症状多出现在发生梗死部位的对侧。这是因为，大脑皮质运动神经元发出的下行传导束在延髓处交叉至对侧，再下行到脊髓，管理对侧身体的运动。左脑管右边身体的运动功能；右脑管身体左边的运动功能。

　　另外一个中风常见症状就是感觉障碍(如一侧身体的疼痛和冷热感觉减退，一侧肢体感觉异常等)，它跟偏瘫一样，也多出现在发生脑梗死部位的对侧身体。

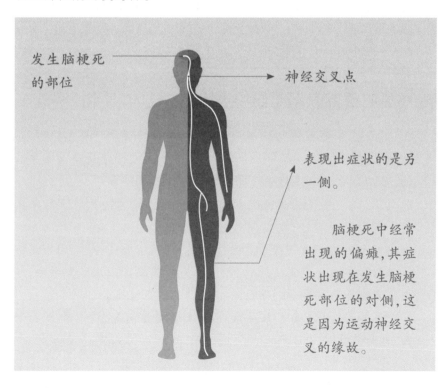

发生脑梗死
的部位

神经交叉点

表现出症状的是另
一侧。

　　脑梗死中经常出现的偏瘫，其症状出现在发生脑梗死部位的对侧，这是因为运动神经交叉的缘故。

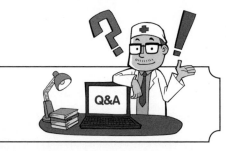

经典答疑

◆一侧手麻,会不会是中风?

答:单个肢体的感觉异常,要引起重视。建议到正规医院的神经内科就诊。医生需要详细的病史,比如发病多久了,是突然发生的还是逐渐出现的,是阵发性的还是持续性的,与头颈部的活动有没有什么关系,有没有皮肤颜色的改变,等等。同时,还要结合仔细的神经系统体格检查,才能做出初步诊断。

而且,需要完善各项相关检查,排查各种病因,如头和颈的MRI(平扫＋增强)、肌电图、生化、风湿免疫、肿瘤相关指标等。当然,相当一部分病人作了全面的检查仍不能找到病因,但至少能排除严重疾病的可能。

◆多吃香蕉有助于防中风吗?

答:香蕉是富含钾的水果,一只香蕉约含有400毫克的钾,而钾能够舒缓血管,从而降低血压。另外,钾还有助于清除血液中的钠,而钠会导致人体的血压升高。血液中的钠减少了,也有助于降低血压,减少中风的危险性。因此,有人认为,吃香蕉对预防中风有一定帮助。不过,要交代的是,不能空腹吃太多香蕉,否则易引起高钾血症。如果钾含量本来就偏高,那就不要吃香蕉,因为高钾血症对心脏也有损害。此外,预防脑血管疾病应采用综合方法,吃香蕉只能作为一种食疗而已。

另外,过量进食水果导致高血糖等相关问题,这是中风的诱因,也是需要注意的。

跟时间赛跑

治疗篇

PART 1 ▶

中风了，怎么发现，怎么处理?

时间,对中风抢救至关重要

中国每年新发中风患者约 250 万,其中约有三分之二的患者最终有不同程度残疾,甚至死亡。主要原因,就是大多数人对中风缺乏认识,抢救不及时。

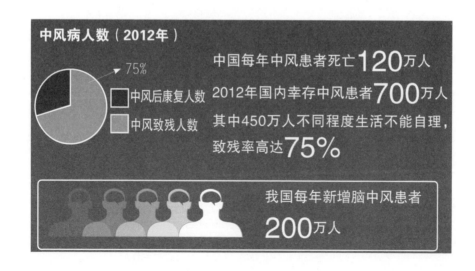

中风病人数（2012年）

75%

□ 中风后康复人数
□ 中风致残人数

中国每年中风患者死亡 **120** 万人

2012年国内幸存中风患者 **700** 万人

其中450万人不同程度生活不能自理,致残率高达 **75%**

我国每年新增脑中风患者

200 万人

时间就是生命

时间到底对中风抢救有多重要?

美国加利福尼亚大学的研究结果显示,人中风后,**每拖延 1 分钟,其大脑内的神经细胞就会死亡 190 万个;每耽搁 1 小时,大脑就会因缺氧而变老 3.6 年。**

最为关键的是,脑细胞中的主要细胞——神经元并无再生能力。也就是说,那些细胞一旦死亡,后续的任何抢救,都无法使之死而复生。

这就是一些中风者为何会留有长期后遗症的原因。

牢记"黄金三小时"

正因为时间紧迫,中风的抢救,强调"黄金 3 小时",也就是从出现症状到开始治疗,尽量控制在 3 个小时内,而且越早越好。

在中国,70%~80% 的中风属于脑梗死。虽然在过去十几年间,脑梗死的溶栓治疗时间窗(发病至开始溶栓的时间)从 3 小时延长到了 4.5 小时,介入治疗时间窗也达到发病后 6~8 小时之内,但"黄金 3 小时"概念并不改变。

每个治疗时间点,只要往前移,哪怕前移 1 分钟、5 分钟,都能看到病人恢复情况的明显改善。

识别中风，**有个 FAST 原则**

　　中风的症状多种多样，有没有方法，可以帮助大家简单识别中风，为中风者争取最多的急救时间呢？教你一个"FAST"原则。

别中风的"FAST"原则

　　"FAST"是一个英文单词，意为快速。每个英语字母代表一个步骤。在"FAST"的四个步骤中，前三点为识别中风的要点——

　　F（Face）**面部**：观察微笑时面部或嘴角有无歪斜；

　　A（Arm）**手臂**：双臂平举，观察是否有一只手无力垂落；

　　S（Speech）**演讲**：说一句平常的话，听听看，有无口齿不清；

　　T（Time）**时间**：如符合上述情况，应立即打急救电话寻求帮助，强调就诊时间的紧迫性。即便症状不严重，也要立即拨打"120"急救电话，把疑似病人送往医院急救。

　　千万不要有"在家休息一下可能就好了""现在不太稳定等好一点再去"等想法。这会耽误病情。

正确呼叫"120",
节省急救时间

拨打 120 急救电话,最佳人选为患者亲属或现场陪同人员,因为最能说清楚患者的基本情况。

对中风患者而言,时间就是生命。建议大家了解一下 120 急救电话的特点,熟悉呼叫程序。

120 拨叫流程

接通 120 后,一般采用急救中心询问,求救者回答的方式进行。

患者的性别、大致年龄、发病现状及发病地点是重点询问的内容。根据患者病情,急救中心会选派不同专业的医生及携带不同急救设备、药品,因而上述内容非常重要。

拨打电话者要在专业接线人员的引导下简要、快捷、尽量准确地描述病情。

而最为重要的是,必须准确地报告患者所处的地点,以便救护车及时到达。如果地点难以描述,也可以安排一个好找的地方作为接车地点,提前在该处等待,再引导救护车到达目的地。

救护车到来后,如果病人已经昏迷了,家人或陪同人员要简要报告患者发病的过程、有无行任何对应急救等等。

急救人员到来后,会进行简要评估和一些必要的急诊处理,再将患者送至附近有急救条件的医院。

疑似中风发作，立即拨打 120 急救电话

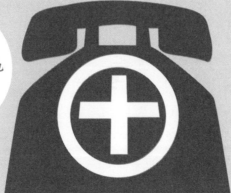

告知地点，患者的症状、性别、年龄

告知对方电话号码，并待在有信号的地方。不知道处理方法时，在电话里请教

简要、准确地描述病情

等救护车时，这些"急救措施"不能做

当家人出现中风可疑症状，你拨打完 120 急救电话后，还能做些什么？

别过度搬动患者

让患者侧卧，这能避免仰卧时舌头后坠，或呕吐物堵住呼吸道。千万不要过多地搬动患者，让患者就地躺下，或到附近的沙发、床上躺下，等待医务人员到来。

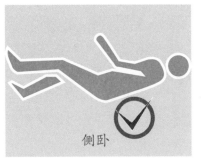

侧卧

最好别自己开车

有些人担心救护车来得慢，索性自己开车送患者去医院。这种行为并不提倡。

转运中风患者，需要许多专业技巧。例如：急救人员能通过现场检查，判断是否为中风患者，如果是，他会马上通知所要送去的医院的卒中抢救人员做好相关准备；救护人员也会在现场对患者的血压、心率、呼吸等生命体征进行检测，保障转运过程的安全。

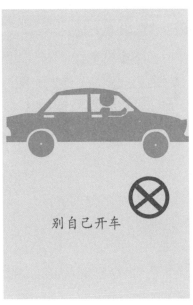

别自己开车

如果家离医院很近，病情也不重，或是急救车遇上大堵车，可以考虑自己开车送。但前提是，要与所去的医院的急诊科或卒中团队取得联系，以便医院做好应急准备。

别喂水

中风患者等待救援时，禁食任何食物、药物，包括喝水。一是因为病人可能合并吞咽困难，二是对于需要急诊手术的患者，进食服药会增加手术麻醉时反胃或误吸风险。

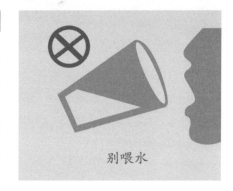

别喂水

别吃降压药

当出现中风症状时，不少老人家的第一反应是"血压高了"，于是赶紧服用降压药。这看似明智的举动，其实也是大误区。

第一时间降压，对中风不一定有好处，相反可能带来极大风险。

原来，中风时的血压升高，有时是身体的自我保护反应。如大脑缺血时，血压升高有助于让血液有效上升到脑里去。此时降压，适得其反。

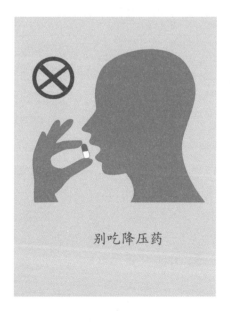

别吃降压药

急救"灵药"别乱吃

许多人家中备有"安宫牛黄丸""救心丹"等所谓的急救"灵药",能喂给中风者吃吗?

这种行为极其危险。此时我们并不知道患者是脑出血还是脑缺血,随便吃药可能带来不良反应,甚至干扰后面的治疗。

此外,如果病人有吞咽困难,服药也可能会引起误吸,导致呼吸道阻塞。

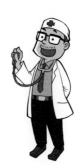

PART 2 ▶
中风患者入院后，
医生要做什么

急救的同时，**要判定哪种中风**

往简单里说，脑出血便是血管破了，得堵住缺口；脑梗死，便是脑血管堵了，缺血了，治疗就得疏通血管。

可具体来说，中风的种类很多，治疗不能一概而论。要根据不同的病因、发病机制、临床类型、发病时间等，确定针对性强的治疗方案。

即使是同一种类型的中风，因为病况、送医院的时间、患者身体状况等差异，而要采取不同的治疗措施。往往采取的不是单一的治疗方式，而是几种方式结合的综合治疗。

我们先来讲一讲，中风者刚被送到医院，医生首先需要做一些什么样的处理。

入院后，中风的诊断流程

在对患者的处理上，首先要对患者的生命体征进行检查。

还要用一些医学检查手段，完成气道、呼吸和循环功能的评估，这里包括询问病史、检查体征、做相关的辅助检查等。

第一步，是否为中风？排除非血管疾病。

第二步，缺血性卒中，还是出血性卒中？做脑CT或MRI，以明确诊断。

第三步，脑缺血或脑出血的严重程度？用一些量表进行评估。

第四步，结合症状、体征、实验室检查、影像学检查等，确定属于哪种分型，适合什么治疗。

第五步，结合病史、实验室、脑病变和血管病变等影像学检查资料，确定病因。

话你知

在判定病因的过程中，医生还要对患者进行一些常规的处理，包括呼吸与吸氧；心脏检测与心脏病变处理；体温控制；血压控制；血糖监控；营养支持等。

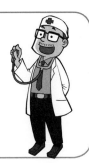

一些量表，帮助判断病情

医生还会借助一些量表，来评估患者的状况，以帮助判定病情的严重程度。

常用的量表有"中国脑卒中患者临床神经功能缺损程度评分量表""美国国立卫生研究院卒中量表"（是目前国际上最常用量表），"斯堪的纳维亚卒中量表""格拉斯哥昏迷量表""脑出血评分量表"等。

要根据医生对病情的初步判断，对病种的预判，选择做一些量表。

这些表是供医生采用的，我们这里就不再做介绍了。

一些信息，需要家属告知医生

1. 患者的基本情况，以及脑卒中发生的时间、症状、当时的活动情况等。

2. 是否有外伤史、高血压病史、中风史、糖尿病史、吸烟及饮酒史、心脏病史等脑血管疾病危险因素。

3. 用药史（包括是否服用阿司匹林、氯吡格雷、华法林或其他抗栓药物）、有无药物滥用（如可卡因等）和药物过敏等。

4. 偏头痛、痫性发作、感染、创伤及妊娠史等既往病史。

5. 是否存在凝血功能障碍或其他诱发出血的内科疾病（如肝病等）。

6. 患者的其他相关健康情况。

在医生对患者、患者家属进行病史采集中，询问症状出现的时间最为重要。若于睡眠中发病，则应以最后表现正常的时间作为起病时间。

必要的检查，帮助判断病情

只要患者病情允许，都应该进行一些必要的影像学检查，检查脑病变和血管病变的情况，以明确诊断，帮助了解病因。

紧急查脑病变的首选检查：平扫 CT

疑似中风者，首选的影像学检查方法是平扫 CT。

通过平扫 CT 这项检查，可迅速、准确地显示脑出血的部位、出血量、占位效应、是否破入脑室或蛛网膜下腔及周围脑组织受损的情况。还能使用简易公式估算血肿的大小。

●平扫CT

CT 即电子计算机断层扫描，利用 X 射线束与探测器，一同围绕人体的某一部位，作一个接一个的断面扫描。这些 X 射线信息经计算机处理后，最终形成 CT 图像。

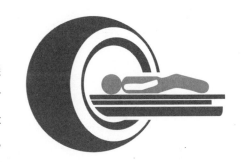

平扫 CT 又称普通扫描，是指不给静脉注射造影剂的扫描。

平扫 CT 对于不规则血肿病灶，欠准确；对于脑梗死，CT 早期有时不能显示病灶；同时 CT 对脑干、小脑部位病灶及较小梗死灶分辨率较低，所以有时还要借助其他检查，如增强 CT、灌注 CT 等。

评价病情：用 MRI

标准 MRI（即核磁共振成像）在识别急性小梗死病灶以及后颅窝梗死方面，优于平扫 CT，也是中风的重要检查方式之一。

多模式 MRI 包括弥散加权成像（DWI）、灌注加权成像（PWI）、磁共振血管造影（MRA）、水抑制成像和梯度回波、磁敏感加权成像（SWI）等。可了解脑血管情况，有助于了解患者病情，寻找病因和发病机制等。

做哪项检查，要根据患者情况做选择。

查血管病变：数字减影血管造影（DSA）

除上述脑病变的检查外，患者还需要做颅内、外血管病变检查，这有助于了解卒中的发病机制以及病因，指导医生选择合适的治疗方法。

常用的检查包括颈动脉双功能超声、经颅多普勒（TCD）、磁共振脑血管造影（MRA）、CT 血管造影（CTA）和数字减影血管造影（DSA）等。

其中，DSA 的准确性最高，是当前血管病变检查的金标准。这项检查不但能清楚地显示颈内动脉、椎基底动脉、颅内大血管及大脑半球的血管图像，一些精细的血管结构都能显示出来，还可测定动脉的血流量。

●数字减影血管造影（DSA）

这是一种 X 射线检查技术，是通过计算机把血管造影片上的骨与软组织的影像消除，仅在影像片上突出血管。

但主要缺点是属于一种有创伤的检查，具有一定风险。需要掌握好适应证和禁忌证，并做好有关准备工作。

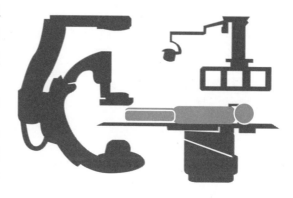

DSA机

　　除上述针对脑和血管的检查外,还有一些基本的检查——

　　1. 血糖、血脂、肝肾功能和电解质、血同型半胱氨酸。

　　2. 心电图和心肌缺血标志物、心脏彩超。

　　3. 全血计数,包括血小板计数。

　　4. 凝血酶原时间、国际标准化比率(INR)和活化部分凝血活酶时间(APTT)。

　　5. 氧饱和度。

　　如考虑颅内感染,可考虑做腰椎穿刺检查。

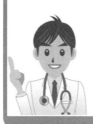

PART 3 ▶
脑血管受"堵"
——缺血性脑卒中

抢时间，
挽救即将坏死的脑组织

这一章节，着重介绍缺血性脑卒中。因为，它是最常见的急性脑血管病类型，占全部中风患者的 60% ~ 80%。

对于缺血性脑卒中，必须尽早治疗，恢复脑部血流。因为，这种中风的"治疗时间窗"非常窄。要与时间决胜负，拯救半暗带脑组织。

名词解释：治疗时间窗

发病后能够取得疗效的时间。该窗口的宽度，因疾病而异，因治疗方法而异。

拯救半暗带，治疗脑梗死的关键

挽救缺血半暗带，是目前临床治疗脑梗死的关键。

脑梗死的梗死灶中心区周围存在一个缺血边缘区，神经元处于电衰竭状态，即为缺血半暗带。

若对半暗带置之不理，由于受到自由基的攻击，脑神经细胞很快会死亡。而及时有效抢救半暗带组织，能使脑细胞恢复血流。

抢救濒临死亡的半暗带

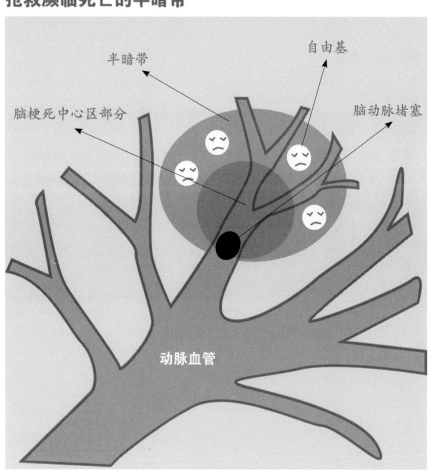

在脑梗死早期，梗死中心部位是不可逆性坏死。但是，如果及时恢复脑血流和改善脑组织代谢，就可以挽救脑梗死周围的半暗带组织，不让半暗带发展成脑梗死，能将后遗症降到最低。

一般认为，"半暗带"自缺血后1小时就会出现，通常可持续6~24小时，有很少一部分患者在数天之后，仍可检测到半暗带的存在。

在这段时间内，通过有效治疗，若原来阻塞的脑动脉重新恢复通畅，或建立新的侧支循环；可使原来处于缺血状态的脑细胞恢复血流，让它逐渐恢复正常的神经功能。

有效抢救半暗带组织的时间窗为 4.5 小时（静脉溶栓）或 6 小时内（动脉溶栓）。

治疗，是与时间决胜负

在世界中风日活动中，曾经使用过一句口号"time is brain（时间就是大脑）"。这是因为，脑组织对缺血的耐受能力较差，脑缺血如持续几分钟后，就不可避免地发生脑组织缺血坏死。

缺血坏死的范围多在 6~12 小时固定，而脑组织缺血坏死的范围一旦固定，再给予溶栓治疗，能使闭塞的血管恢复供血，但却不能使脑组织坏死的范围缩小，相反，还可能发生出血性脑梗死。

如此，就会留下严重的后遗症。导致患病后的生活质量降低，日常生活能力下降。

因此，对缺血性脑卒中来说，时间就是生命。

发病三小时内，**用溶栓疗法**

脑梗死是由脑供血动脉血流受阻所致。如果是发病后 3 小时以内，可考虑用血栓溶解疗法（以下简称溶栓疗法），使血管再通、复流，改善脑血循环。

这是脑梗死目前最好的，也是最基本的治疗方法。

溶栓药物溶解血栓

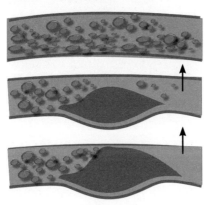

溶栓疗法

用药物把血管中已经形成的血栓溶解，从而再通病变血管，使脑组织重新获得血氧供应。

早用溶栓疗法，减少副作用

为什么溶栓疗法必须在缺血性脑卒中的早期应用呢？

溶栓治疗的主要危险是合并症状性脑出血，且约三分之一症状性脑出血是致死性的。患者在最短时间之内到达医院完成一系列的检查和诊断，在发病 4.5 小时（最好是 3 小时）之内，越早开始溶栓治疗，治疗效果就会越好，出现脑出血的概率也会越小。

研究发现，在发病 3 小时之内给符合条件的患者进行静脉溶栓，从中获益的人数比例会是发生严重出血人数的 10 倍以上；如果在发病 4.5 小时之内应用溶栓疗法，仍然是利大于弊。

溶栓疗法的两种方式

静脉输液(rtPA、尿激酶)：将溶栓药通过打吊针的方式，输入到血液中。

动脉溶栓：采用插管的方式，将导管尖端置于闭塞血管内，或直接与血栓接触。再注入溶栓药物，使溶栓药物直接到达阻塞局部血栓内部。

静脉溶栓是血管再通的首选方法。

发病 6 小时内由大脑中动脉闭塞导致的严重卒中且不适合静脉溶栓的患者，经过严格选择后，可进行动脉溶栓。

静脉输液溶栓：rtPA 和尿激酶

目前使用的主要溶栓药为重组组织型纤溶酶原激活剂(rtPA)和尿激酶。它们有各自的适应证和禁忌证，医生得严格筛选患者。

rtPA 能溶解血栓，要求在发病后 4.5 小时之内将此药物通过静脉注射到患者体内。

尿激酶溶解血栓，要在症状出现的 6 小时内治疗。

动脉溶栓：更有效，但技术难度高

动脉溶栓提高了栓子周围溶栓药物的浓度，进而提高血管的再通率——动脉溶栓 70% 左右能够再通。而相较之下，静脉溶栓再通率小于 25%，且多数只能溶解较小动脉闭塞。

同时，由于降低了溶栓药物的使用量，使溶栓治疗更为安全。全身副作用少，缩短溶栓所需时间，不增加出血的风险。

问题在于，动脉溶栓需多科室协调配合，技术难度高。

除溶栓外,脑梗死的其他治疗方式

药物疗法	常用药物	作用和适应证
抗血小板疗法	阿司匹林、氯吡格雷	未行溶栓且无禁忌证的急性脑梗死患者应尽早服用阿司匹林。对阿司匹林过敏或不能使用时,可用氯吡格雷等抗血小板治疗替代。 **作用:** 抑制血小板聚集,使血流顺畅,防止形成血栓。主要适用于动脉粥样硬化血栓形成性脑梗死等
抗凝疗法	肝素、低分子肝素和华法林	适用于心源性脑栓塞等情况。对于合并高凝状态且形成深静脉血栓和肺栓塞的高危患者,可以使用预防性抗凝治疗。但急性期抗凝治疗一直存在争议,需要在谨慎评估风险、效益比后慎重选择。 **作用:** 作用于血液中的凝血因子,防止形成纤维蛋白血栓。目的主要是防止缺血性中风的血栓延长,以及防止堵塞远端的小血管继发血栓形成。

降纤疗法	降纤酶、巴曲酶、安克洛酶等	对不适合溶栓,并经过严格筛选的脑梗死患者,特别是高纤维蛋白血症者可用降纤治疗。 作用: 脑梗死急性期血浆纤维蛋白原和血液黏滞度增高,降纤疗法可显著降低血浆纤维蛋白原,并有轻度溶栓和抑制血栓形成的作用

轻度脑梗死也要住院治疗

只要发生脑梗死,就算是轻度的,也需要住院治疗。因为,中风可能带来一些难以预料的并发症。这些并发症,对以后的治疗影响很大,还可能威胁生命,需要进行防治。

脑梗死可能出现的并发症有脑水肿与颅内压增高、梗死后出血、癫痫、肺炎、尿路感染、深静脉血栓形成和肺栓塞、心脏并发症、消化道出血等。

其中,脑水肿与颅内压增高是急性重症脑梗死的常见并发症,是致死的主要原因之一。

治疗能达到什么效果？

脑梗死急性期的治疗，当然是为了挽救生命。治疗后恢复到无需他人帮助，能够独立生活的水平是目标。

医生常用"改良 Rankin 量表"作为患者恢复程度的评价标准。根据发病后第 3 个月左右日常生活状况进行评分，但会尽量以较低的分数为目标进行治疗。

改良Rankin量表

0分	完全无症状
1分	尽管有症状，但无明显功能障碍，能完成所有日常生活和工作
2分	轻度残疾。不能完成病前所有活动，但不需帮助能照料自己的日常事务
3分	中度残疾。需部分帮助，但能独立行走
4分	中重度残疾。不能独立行走，日常生活需别人帮助
5分	重度残疾。卧床，二便失禁，日常生活完全依赖他人

PART 4 ▶
脑血管破裂——脑出血

脑出血,少见却凶猛

脑出血在中风的发病率仅次于缺血性脑卒中,居第 2 位。在我国,脑出血约占所有脑卒中的 18.8% ~ 47.6%。人群中,脑出血的发病率为(12 ~ 15)/10 万人年。

虽然脑出血发病率低于脑梗死,但发病凶险,病情变化快,致死致残率高,其致死率却高于后者,急性期病死率为 30% ~ 40%。

脑出血也导致了沉重的社会经济负担,2003 年我国统计显示脑出血的直接经济费用为 137.2 亿元 / 年。

医生警示

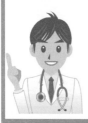

脑出血症状突发,多在活动中起病,常表现为头痛、恶心、呕吐、不同程度的意识障碍及肢体瘫痪等。脑出血早期进展迅速,容易出现神经功能恶化。必须及时识别、就医。

以高血压性脑出血为主

脑出血的原因

高血压性脑出血
（占原发性脑出血的80%以上）！

其他病因
血管畸形、动脉瘤、脑淀粉样血管病变、凝血功能障碍、抗凝或抗血小板药物治疗后、溶栓治疗后、梗死后出血转化、血液病、烟雾病、原发性或转移性肿瘤、静脉窦血栓形成、血管炎、妊娠及其他明确的病因导致的脑出血。

高血压性脑出血，是最常见的脑出血类型。常发生于 50 ~ 70 岁，男性略多，冬春季易发。

这是高血压最严重的并发症之一。

高血压病常导致脑部小动脉发生病理性变化，突出的表现是在这些小动脉的管壁上发生玻璃样或纤维素样变性，削弱了血管壁的强度，出现局限性的扩张，并可形成微小动脉瘤。

情绪激动、过度脑力与体力劳动或其他因素,引起血压剧烈升高,导致已病变的脑血管破裂出血,便导致了高血压性脑出血。

高血压性脑出血

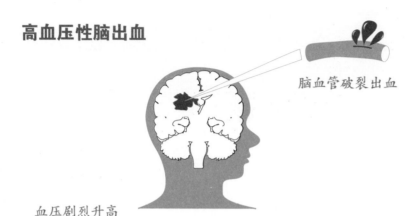

脑血管破裂出血

血压剧烈升高

出血,要根据病因进行治疗

脑出血的治疗包括内科治疗和外科治疗,大多数患者均以内科治疗为主。如果病情危重或发现有继发原因,且有手术适应证者,则应该进行外科治疗。

如上文所述,脑出血的病因和诱因特别多,那么,就要根据不同的原因,采用不同的处理方法。

口服抗凝药导致的脑出血

有 12 % ～ 14 % 的脑出血是由口服抗凝药(肝素、低分子肝素和华法林)所致。

目前,因心房纤颤、置入人工瓣膜和需要预防深静脉血栓,服用华法林的老年患者越来越多。而脑出血是华法林最严重的并发症,与之对应的是,华法林相关的脑出血的比例也相应增多。

而与自发性脑出血相比,华法林相关的脑出血预后更差。可用于治疗这种脑出血的药物是维生素 K1。

关于肝素相关性脑出血,可以用硫酸鱼精蛋白使 APTT 恢复正常。

溶栓治疗相关的脑出血

目前研究证实,对缺血性脑卒中患者,采用静脉 rt-PA 溶栓治疗时,症状性脑出血的发生率为 3％～9％；采用动静脉同时溶栓时,发生率为 6％；而采用动脉尿激酶溶栓时,为 10.9％。

溶栓治疗后出现大量脑出血,一般预后差。因为血肿有持续增大倾向,且呈多位点出血。发生脑出血时,应立即停药。

目前推荐的治疗方法包括输入血小板和包含凝血因子 VIII 的冷沉淀物等。

何时、如何恢复抗栓治疗需要进行评估,权衡利弊,结合患者具体情况决定。

抗血小板药物相关脑出血

抗血小板药物阿司匹林,可增加脑出血的风险。

有研究发现,服用阿司匹林人群中,每 10 000 人中脑出血增加 12 例。老年人,尤其是未经治疗的高血压患者中,大剂量阿司匹林引起脑出血的风险进一步增加。

目前尚无证据显示有特异的药物可用于治疗阿司匹林相关的脑出血。

话
你
知

脑出血了，并非都需要手术治疗

外科手术，也是治疗脑出血的方法之一。

方式有开颅血肿清除术、微创手术、去骨瓣减压术等。其原理类似，都是要清除血肿、缓解颅高压、解除机械压迫。

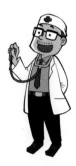

但外科治疗的有效性尚不能充分确定，只有少数情况适合手术治疗。

脑出血的治疗，
控压控糖很关键

脑出血后血压明显升高

前文提到,高血压性脑出血占原发性脑出血的 80%。

患者常常出现血压明显升高,且升高幅度通常超过缺血性脑卒中患者。这种血压升高,与死亡、残疾、血肿扩大、神经功能恶化等风险增加相关。

研究表明,脑出血发病后 12 小时内,收缩压超过 140~150 毫米汞柱,可使随后的死亡或生活依赖风险明显增加。这是因为,血压升高可能促进血肿周围水肿扩大以及再出血。

治疗建议

综合分析血压升高的原因,再根据血压情况,决定是否进行降压治疗。160/90 毫米汞柱可作为参考的降压目标值。

在降压治疗期间,还得严密观察血压水平的变化,每隔5 ~ 15 分钟进行 1 次血压监测。

无论哪种中风,血糖水平需控制

无论既往是否有糖尿病,入院时的高血糖,均预示脑出血患者的死亡和不良转归风险增高。因而,要对脑出血后高血糖进行控制。

低血糖可导致脑损伤及脑水肿,严重时导致不可逆损害。需密切监测,尽早发现,及时纠正。

治疗建议

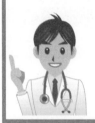

对于脑出血,推荐将血糖值控制在 7.7 ~ 10.0 毫摩尔 / 升的范围内。

血糖超过 10 毫摩尔 / 升时可给予胰岛素治疗;

血糖低于 3.3 毫摩尔 / 升时,可给予 10% ~ 20%葡萄糖口服或注射治疗。目标是达到正常血糖水平。

脑出血的主要并发症

1. 颅内压增高。

2. 痫性发作。

脑出血尤其脑叶出血,更易引起痫性发作,出血后 2 周内痫性发作发生率在 2.7% ~ 17.0%。迟发型痫性发作(脑卒中后 2 ~ 3 个月)是卒中后癫痫的预测因子,大多数的痫性发作在卒中后 2 年发生(PE)。

3. 深静脉血栓形成(DVT)和肺栓塞(PE)。

2 个全球性的临床试验发现,脑出血后 3 个月 DVT 和 PE 的发生率分别为 1.1% ~ 3.7%和 1.1% ~ 1.8%。

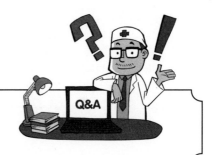

经典答疑

问：针刺治疗脑出血有效吗？

答：在急性高血压性脑出血的治疗中，还有一种方法，即用头皮针刺治疗。即选取一些穴位实施针灸。

但是，尚无更多高质量临床试验证实针刺治疗的疗效与安全性。

目前有关于针刺治疗脑出血的临床试验，但研究设计多存在局限性。一项分析表明，其疗效及安全性仍有待进一步证实；根据当前的主要结局指标，没有证据证实头皮针刺可用于急性脑出血的治疗。但针刺似是能够改善上述患者的神经功能缺损症状。

问：中药制剂治疗脑出血有效吗？

答：中药制剂在我国也较多应用于治疗出血性脑卒中。有中药制剂用于脑出血治疗的临床研究与分析，但因研究质量及研究样本的局限性，其疗效及安全性尚需进行高质量、大样本的随机对照试验予以进一步证实。

PART 5 ▶
蛛网膜下腔出血

这种中风, 主要因动脉瘤

颅内血管破裂之后,血液流入蛛网膜下腔,称为蛛网膜下腔出血(SAH),是出血性中风的一种,分为外伤性和非外伤性两大类。

其中,以非外伤性蛛网膜下腔出血最为常见,85% 的病因为动脉瘤,简称动脉瘤性 SAH。其他病因还有脑周围非动脉瘤性出血、血管畸形、硬脑膜动 – 静脉瘘、凝血功能障碍等。

又凶残,又容易复发

动脉瘤性 SAH 致死率极高。近年,血管介入技术、诊断方法与围手术期处理均有较大进展。但是,患者的预后仍然较差,病死率高达45％,且存活者的残障率也较高。

如果一级亲属中有 2 例以上动脉瘤性 SAH 者,建议做 CT 动脉造影(CTA)或 MRA 进行动脉瘤筛查。

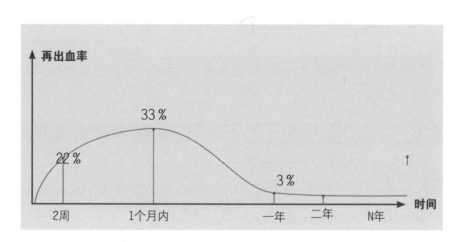

患者再出血危险性较高,2周内再出血率达22％,1个月内为33％,1个月后再出血的危险减低,不过,每年仍有3％的再出血风险。

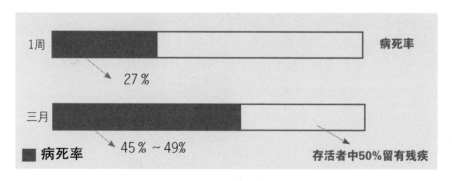

患者的病死率在出血第1周高达27％。在发病3个月内病死率为45％～49％,存活者中50％留有残疾。

多数患者因剧烈头痛就医

动脉瘤性 SAH 常在体力劳动或激动时发病,主要表现为突然剧烈头痛,可伴恶心、呕吐、癫痫和脑膜刺激征,严重者可有意识障碍甚至很快死亡。仅少数表现不典型,且头痛不严重,容易导致延误诊断。

天气和时间对于蛛网膜下腔出血发病也有重要的影响。冬季和春季更易发病,也有研究发现气压与血压变化存在一定的联系。

要确诊蛛网膜下腔出血,可做头颅 CT 检查。有时还需要行腰椎穿刺术检查。

动脉瘤的部位,决定治疗方法

动脉瘤的治疗方法主要有血管介入技术与外科手术两种。

前者通过血管介入技术放置铂制电离、可脱弹簧圈栓塞动脉瘤,弹簧圈可导致血栓形成,将动脉瘤与循环阻隔开来。后者是夹闭动脉瘤,即动脉瘤夹闭术。

对一个具体的患者来说,选择合适的治疗方法对预后有重要的影响。

动脉瘤的治疗方案,得由经验丰富的神经外科与神经介入医师,根据患者病情与动脉瘤情况共同商讨后决定。对于同时适用于介入栓塞及外科手术的动脉瘤患者,可首先考虑介入栓塞。

蛛网膜下腔出血的几大重要并发症

●再出血,是重要并发症。

预防的根本措施是针对病因做治疗,此外还包括患者卧床休息,减少再出血,以及早期运用药物等。

●血管痉挛,重要的致死并发症。

动脉瘤性蛛网膜下腔出血发生后,血管造影可发现 30% ~ 70% 患者出现血管痉挛。就目前的医疗水平,仍有 15% ~ 20% 的患者因血管痉挛导致中风或死亡。50% 做过手术但仍旧死亡的患者死因与血管痉挛有关。

●另外一并发症,急性脑积水 (＜ 72 小时内脑室扩张) 发生率在 15% ~ 87%。

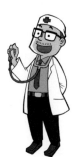

●癫痫样发作的发生率为 6% ~ 26%。大多数发作发生于就诊之前。

PART 6 ▶
抢救不是结束，
康复紧随其后

大多数中风者，都有后遗症

中风后手脚不便利,中风后脸嘴歪斜,中风后说不清楚话……
这类情况比比皆是。

中风急性期的病人在医院内经过一段时间的积极治疗,病情稳定后,仍存在许多功能障碍,可能导致生活不能自理。据统计,中国每年新发脑卒中患者约 200 万人,其中 70%~80% 落下残疾,不能独立生活。

这是因为,中风让部分脑细胞严重受损。有些脑细胞死亡,该部分脑细胞支配的神经功能缺失。

然而,还有一部分脑细胞被坏死脑细胞周围水肿压迫,在水肿消失后功能得到恢复,相对应的,其支配的神经功能也将恢复。

这些后遗症,虽然用药物无法解决,但可以进行全面的康复治疗。这正是康复治疗的意义所在。

中风常见的后遗症

运动功能障碍
肌肉无力、痉挛(导致姿势异常、疼痛和关节挛缩)。步行障碍、嘴歪眼斜。

感觉功能障碍
各种感觉的丧失和迟钝,如冷热不知、疼痛不觉。

认知障碍
认知损害或痴呆。主要表现为结构和视空间功能、记忆力、执行功能障碍等。

情绪障碍
中风后抑郁,以持续情感低落、兴趣减退为主要特征,总体发生率高达 40%~50%,其中约 15% 为重度抑郁,可伴严重自杀倾向甚至自杀行为。其他还有人格改变、精神萎靡、易激动等。

言语和语言障碍
交流障碍及其相关的认知损害,存在于高达 40% 的中风患者中。最常见的是失语症和构音障碍。

例如,能听懂别人的话语,但不能表达自己的意思;听不懂别人的话,也听不懂自己所说的话,"自说自话";看到一件物品,能说出它的用途,但却叫不出名称。

吞咽障碍
吞咽困难,无法正常进食和饮水,甚至连口水都咽不下。

排泄障碍
发生膀胱和直肠功能障碍很常见,尿失禁是脑卒中后的一个常见问题,有 40%~60% 的中风患者在急性住院期会出现尿失禁,中风后 6 个月时下降到 20%。

心肺功能障碍
心脏疾病是中风患者常见并发症。

早期康复，
也是中风治疗的一部分

　　早期及时采用有效的康复训练，改善患者部分神经功能缺损症状，这是降低中风致残率最有效的方法。

　　被水肿压迫的脑细胞恢复功能，通常在中风后最初几个星期出现。大部分神经功能的康复会在中风发生后最初 6 个月内完成，之后康复速度减慢，最终会停滞不前。因而——

病情稳定，康复锻炼就要开始

　　很多中风病人在生命体征平稳之后就回家了，这是错误的做法。

　　无论是出血性脑中风，还是缺血性脑中风，患者应尽早接受全面的康复治疗，在病情稳定后即可介入康复评价和康复护理措施，以期获得最佳的功能水平，减少并发症。

　　举例来说，中风运动功能康复可以在发病后数日开始，1 ~ 3 个月内神经功能可得到最迅速的恢复。因此在发病后 3 个月内进行康复训练效果最好。

什么是"早期"

　　所谓"早期""病情稳定"后介入，并不是要等到患者完全清醒和有完好的交流能力。一般认为，应该在生命体征平稳、神经缺损症状不再发展后的 48 小时后就可以开始康复治疗。

重要提醒

　　不能不切实际希望自己能够完全康复。只是通过康复治疗，可使病人在生活能力上能有若干程度的满足和提高。

你需要康复治疗师的帮助

中风康复,常由康复科的医生和康复治疗师介入。

他们掌握了人体科学、运动训练学、人体神经发育学的知识,能够对脑中风患者采取合理的康复训练,使患者肢体、语言、心理功能恢复的可能性达到最大化。

康复手段有哪些?

中风康复治疗手段很多,要根据病程、后遗症的种类来选择,主要有下面几种。多种治疗手段相结合,并配合常规药物治疗,更有利于中风的康复。

> **物理疗法**:包括运动疗法、电疗、光疗、水疗、蜡疗以及电针疗法声疗法、穴位磁疗、中西药直流电导入疗法等。

> **作业疗法**:包括衣、食、住、行的日常生活基础动作、职业劳动动作以及工艺劳动动作训练等。

> **医疗体育**:常用的有现代医疗体操以及中医传统的气功、按摩等。

> **语言及吞咽训练**:语言、吞咽方面的训练,可在一定程度上恢复患者的语言以及吞咽能力。

> **心理康复**:运用心理疗法促使患者的心理康复。

> **乐康复**:方法有听音乐、练习乐器、缝纫、绘画等。有助于身体功能的改善,还可振奋情绪。

● 常见误区

中风后太久，不需要康复治疗

有患者家属认为，中风病人的康复在半年以后就没有意义了，再锻炼，身体功能也不会恢复了。

这种想法是错误的。

在临床中，一些病人在中风一年后做康复锻炼，身体功能仍有改善。

当然，如果能早日做康复治疗效果更佳，尤其在发病后3个月内。但对于病程长者，其潜在功能恢复力不能忽视，应当继续进行相应的康复治疗。

根据临床经验，在发病后两年内，如果康复措施得当，还会有不同程度的恢复。即使肢体以及语言功能难以较大进步，对于改善心肺功能、预防骨质疏松、提高生活质量等方面都有重要意义。

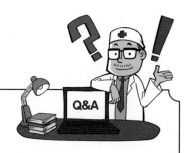

经典答疑

◆ 中风会遗传吗?

问: 我外婆有过脑中风, 我阿姨也因脑出血去世了, 我妈妈血压也高, 我想知道中风会不会遗传?

答: 单纯的中风不会遗传的。

但是, 很多疾病可导致中风, 其中高血压、动脉粥样硬化、糖尿病等是引起中风的重要原因。而高血压、糖尿病是有遗传倾向的。如果父母、兄弟和姐妹是因为高血压、糖尿病等中风, 那么您也有中风的可能性。

因此, 有家族史的人更应该养成健康的生活习惯, 定期做健康检查, 预测、预防和治疗高血压、糖尿病等疾病。

另外, 不抽烟、不酗酒、规律的体育锻炼、合理的营养摄入等, 也有助于降低中风风险。

◆ 早做康复锻炼,会再次脑出血吗?

问: 父亲脑出血 2 周时就在医生的建议下开始了康复锻炼,这么早锻炼,不会引起再度出血吗?

答: 引起再出血的机会很小。中风的康复锻炼是循序渐进的,提倡适量、适度运动。只要血压平稳,动作不猛,避免过度劳累和用力过度,一般不会发生这种情况。

中风患者的康复训练强度会考虑到患者的体力、耐力和心肺功能情况。在条件许可的情况下,适当增加训练强度是有益的。

若康复训练开始得太晚,导致病人卧床过久,不仅增加治疗难度和费用,甚至会导致病人终生卧床不起,加重家庭和社会负担。

◆ 中风后不能随便过性生活?

问: 我今年 45 岁,去年发生过中风,仍然还有性的需要,但妻子认为性生活对我的病情不利,且中风病人容易勃起障碍。请问是这样吗?

答: 中风后的男性至少还有半数左右的人仍有正常勃起功能,不需进行治疗。

中风后的性生活注意不要过分激动,动作不要太剧烈,选择适当性生活体位;性生活过程中如感不适,应及时中止,不要坚持,就可以了。

◆中风后说话别人听不懂,咋办?

问: 我父亲中风后和人交流有问题,主要是他说的话别人听不懂,我们因常照顾他,慢慢能猜到一些意思。请问这种情况能不能恢复?

答: 中风后有一部分病人存在失语,包括感觉性失语(听不懂别人的话)和运动性失语(说的话别人听不懂),应尽早进行语言训练。

失语的康复进程非常缓慢,任何一个小的进步都可能需要数月甚至数年的时间,病人要有长期奋战的心理准备。家属也应鼓励病人像进行肢体功能训练一样,长期坚持交流训练,如语音辨识、认单词、复述等,同时要把康复训练融入生活中,让病人多说多练。

另外,还有一部分病人可能存在构音障碍,如咬字不清、发音不准、音调不对等问题。这种情况大部分会随时间的推移而有所恢复,而针对发声的肌肉、器官的训练以及音调、韵律等训练,都有利于恢复。

◆失明是中风导致的吗?

问: 我叔叔今年62岁,两年前他得了中风,两眼看东西都很模糊。医生说他眼底的血管也出血了,所以影响到视力。经过治疗，他可以自己行走了，可不知为何，他的视力越来越差。这是什么问题？

答：视力受损是中风可能出现的后遗症之一。但他出现脑出血时，两眼看东西只是很模糊，而不是完全看不到，他的失明应是这两年慢慢发展的结果。如果是这样的话，可能就不只有眼底血管出血这一个原因了。像你叔叔62岁的年纪，不排除他同时患有白内障等其他疾病的可能，严重的白内障也是能致盲的。

因此，建议他到正规医院眼科进行检查，以明确双目失明的原因。如果确实存在其他致盲因素（如白内障）等，那么，解除了这些因素（如植入人工晶状体）后，他就有可能恢复一部分视力。

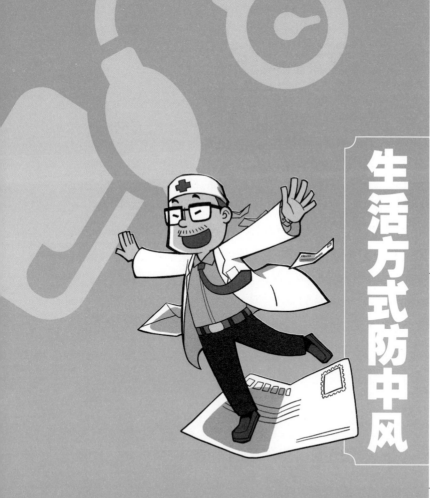

生活方式防中风

生活行为篇

PART 1 ▶
预防手段,也是治疗手段

减轻经济负担,
最佳途径是预防

2004—2005 年,全国第 3 次死因回顾性抽样调查报告显示,脑血管病是我国疾病死因的首位。

正如前文所述,中风可导致程度不一的残疾。近年,脑血管病的诊疗技术虽已有很大进展,中风患者的预后大为改善。然而统计显示,脑卒中是单病种致残率最高的疾病。

若能针对脑血管病的危险因素,早期进行积极的预防,减少中风发生的概率,这自然是减少经济负担,减轻患者和家属巨大痛苦的最佳途径。

中风者警惕"二次中风"

我国脑卒中亚型患者

缺血性中风患者

缺血性中风患者

中风复发

缺血性中风
年复发率高达
17.7%

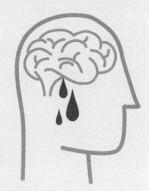

脑出血患者复发风险
2.1% ~ 3.7%

及早开展有效的预防措施,这也是减少中风复发和死亡的重要手段。

预防，认准脑血管病的危险因素

预防中风，本质是控制脑血管病的危险因素。这有两种方式：一种是改善生活方式，即"生活方式干预"。

对于健康的中老年人，应注意改变不良生活习惯，如戒除吸烟、酗酒等不良嗜好。合理改善饮食结构，应以低盐、低脂肪、低胆固醇、清淡饮食为主，多食蔬菜、水果以及豆制品，勿过饱。养成良好的排便习惯，合理安排工作、学习和生活，注意劳逸结合，加强体育锻炼，改善睡眠，避免情绪激动以及精神紧张，保持适当的体重。

第二种是针对高危疾病因素，进行药物和生活方式干预。

如高血压、糖尿病、心脏病（主要为心房颤动）、抽烟、血脂异常、颈动脉狭窄、饮食和营养、缺乏运动和锻炼、肥胖、代谢综合征、饮酒、高同型半胱氨酸血症、口服避孕药、绝经后激素治疗、睡眠呼吸紊乱、高凝状态、炎症和感染、偏头痛、遗传因素等，有以上一种或多种脑血管病的危险因素者，定期就医随访和予以针对性治疗。

我们分两篇来说中风的预防，此篇先介绍如何从生活方式上预防中风。下一篇"控制疾病，赶跑中风"中着重介绍如何从诊治疾病预防中风。

一级预防、二级预防

在预防中风的宣传手册、医生健康教育讲座中，时常能看到"一级预防""二级预防"这两个词。究竟何意？

所谓"一级预防"，指的便是针对脑血管病的危险因素，对有卒中倾向，尚无卒中病史的个体积极地进行早期干预预防。而"二级预防"，则是对已患脑卒中患者，采用药物或非药物的措施以预防复发或病情加重。

PART 2 ▶
戒烟限酒，中风风险骤降

戒个烟，就能让中风风险降低

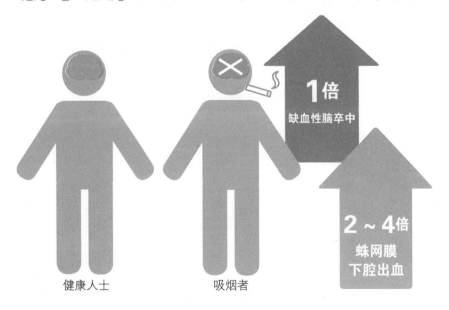

健康人士　　　　吸烟者

1倍
缺血性脑卒中

2～4倍
蛛网膜
下腔出血

> 1. 吸烟可使缺血性脑卒中的风险增加近 1 倍。
> 2. 吸烟使蛛网膜下腔出血的风险增加 2~4 倍。
> 3. 长期被动吸烟者中风的发病风险也比常人更高。

已有明确结论：吸烟是心脑血管疾病和癌症的主要危险因素之一。即使是被动吸烟，也会显著增加心血管疾病的危险。

每一口烟气中，含有 100 多万个自由基，它会攻击组织和细胞，导致其损伤、功能受损。因而，吸烟会损伤血管内皮，影响人体的脂质代谢，促进动脉粥样硬化的形成；同时，吸烟会加快心率，升高血压，甚至诱发心律失常。吸烟还会阻碍血红蛋白与氧的结合，造成组织缺氧，等等。

而戒烟的益处已经被充分肯定。而且，无论什么年龄的人戒烟，无论烟龄多久的人戒烟，均能从中获益。

戒烟的效果堪比吃药

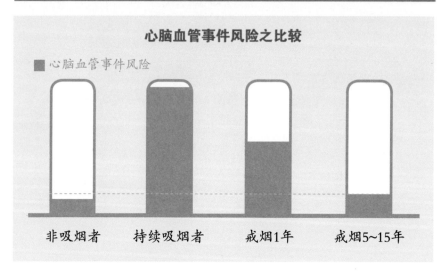

心脑血管事件风险之比较

■ 心脑血管事件风险

非吸烟者　　持续吸烟者　　戒烟1年　　戒烟5~15年

戒烟让改善心血管功能获益，几乎是立竿见影的。

研究已经证实，戒烟 24 小时内，人的血压和心率就有明显的降低。和持续吸烟者相比，戒烟 1 年，戒烟者发生急性心肌梗死、中风等心脑血管事件的风险就会下降一半。戒烟 5~15 年后，戒烟者发生脑中风、冠状动脉心脏疾病的风险，与不吸烟者几乎处于同一水平。但是，无法达到从不吸烟者的水平。可见从不吸烟，对身体健康最好。

中老年是中风的高危人群，同时也是戒烟的最大受益群体。

不吸烟的人应避免被动吸烟，远离吸烟场合，特别是有过缺血性脑卒中病史、TIA 病史者。

烟怎么戒？戒烟技巧大公开

慢慢减量，是戒烟的大忌

不少人采用的戒烟方法是慢慢减量，少抽一些。这实际为戒烟大忌，应该从一开始就完全戒掉烟草。

因为，吸烟成瘾的实质是尼古丁依赖。尼古丁刺激大脑产生多巴胺，多巴胺能令人感到喜悦、宁静和松弛。停止吸烟后，体内的多巴胺水平逐渐降低，人们便会烦躁不安，渴求再次摄入尼古丁，如此反复。慢慢减量，循序渐进戒烟，无法阻断这个过程，十有八九会半途而废。

减少"娱乐吸烟"的机会

戒烟期间要少参与有烟民参加的聚会和宴请，少唱卡拉 OK 或打麻将。外出吃饭选择禁烟餐厅，吃饭间隙不要随烟民到吸烟区聊天。

增加运动量

有选择地增加运动量，建议参加跑步、游泳等持续性的运动。不建议参加篮球、足球等有休息间隙的运动，因为休息间隙容易让人产生烟瘾，导致复吸。

如果平常手上不拿烟不习惯，建议买一个手玩健身球或核桃球。

利用社交的戒烟力量

　　戒烟一定要有监督和奖励。中老年人让儿女、孙子监督比较有效，让老伴监督容易失败。

　　戒烟期间养成写戒烟日记的习惯，记录下戒烟的时间、理由、体会，有助于自我提醒，也有助于戒烟失败后的经验总结。

　　即使戒烟失败不要气馁，很少人能一次性戒烟，应总结经验反复尝试。

短暂的不适，别担心

　　烟民戒烟后，一般会出现烦躁易怒、嗜睡、体重增加等戒断反应，这是戒烟前就要做好心理准备的。这可能恰恰是身体在停止烟草伤害后，着手修复原有的各项功能，内分泌回归正常的表现。

　　比如最典型的"烦躁易怒"，是因为停止吸烟后，体内的多巴胺水平逐渐降低到正常水平，大脑一时不适应的表现。

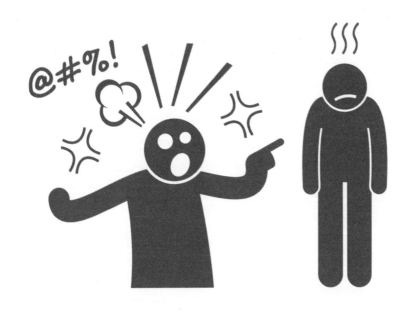

体重会增加，运动来控制

最令戒烟者望而生畏的"体重增加"，其实是一个健康信号。饥饿感几乎是所有戒烟者会遇到的戒断反应。因为长期吸食烟草会抑制味蕾和消化酶分泌，让人食欲不佳、消化不良。而戒烟后，味蕾和消化酶分泌逐渐恢复正常水平，胃口和消化能力都改善，再加上戒烟者难以改变吸烟期间的运动习惯，都会使进食量增加，导致短时间内迅速发胖。

戒烟期间，可通过"管住嘴，迈开腿"来控制体重。

七成烟都是医生劝戒的

很多人都尝试过戒烟，但大部分都以失败告终，这点其实不能怪吸烟者。

因为，烟草依赖是一种慢性成瘾性疾病。自己调节不过来时，就应该寻求医生的帮助。全国很多三甲医院，都已经开设了专门的戒烟门诊。

统计显示，约70％的戒烟成功者，是由医生的劝告实现的。通过戒烟门诊，成功率会提高3~4倍。

在戒烟门诊，医生会根据患者实际情况制订个体化戒烟计划，使用戒烟药物能最大限度减少戒烟综合征。目前，世界卫生组织推荐的一线戒烟辅助药有三类，分别是尼古丁替代疗法类药物、伐尼克兰和盐酸安非他酮。

你对烟的依赖多严重？需要看医生吗？

1.你起床后多长时间吸第一支烟？

5 分钟以内（3 分）　6~30 分钟（2 分）

1 小时以上（0 分）　31~60 分钟（1 分）

2.你在禁烟的公共场所，如教室、图书馆、电影院等，会不会因为不能吸烟而觉得很难熬？

是（1 分）　不是（0 分）

3.你最不能放弃的是哪一支烟？

起床后第一支烟（1 分）　其他（0 分）

4.你每天吸多少支烟？

少于 10 支（0 分）　11~20 支（1 分）

21~30 支（2 分）　31 支以上（3 分）

5.你早晨醒来后第一个小时是否比其他时间吸烟多？

是（1 分）　不是（0 分）

6.你生病卧床时是否还吸烟？

是（1 分）　不是（0 分）

总分值代表的依赖水平：

0~2 分，很低；3~4 分，低；5 分，中度；6~7 分，高；8~10 分，很高。

如果你的分值 ≥ 6 分，那么想完全凭毅力戒烟很困难，最好到医院寻求医生的专业指导。

喝酒防中风，是错误观念

大多数研究表明，轻、中度饮酒可能具有一定保护作用，而过量饮酒则会使脑卒中的风险升高。

比方说，高血压患者若大量饮酒，血压则难以控制，并因此增加中风的风险。限制饮酒量则可显著降低高血压的发病风险。

你若饮酒，请保持适度

如果不考虑开车，只考虑健康影响的话，可参考以下的安全酒量（平均水平）——一般建议，男性每天酒精量不要超过 25 克，女性不超过 15 克。

在健康饮酒范围内，首选红酒，其次是啤酒，白酒最好不要喝。

若你不饮酒，不提倡饮酒防病

坊间传闻，葡萄酒含多酚类物质，具有抗氧化、抑制血小板聚集、防止血栓形成、预防心脑血管疾病等多种养生功效。

大家在外应酬，也常听到有人如此劝酒："喝一点点葡萄酒没关系，对健康有好处。"

实际上，并不建议大家用少量饮酒的方法预防心脑血管疾病。如果平常一点酒都不喝，更是不能以"养生"为由大开酒戒。

酒里绝大部分都是水和酒精，多酚类物质虽确有益处，但毕竟含量很少。

至于"喝葡萄酒可以软化血管"之说也是无稽之谈。

动脉硬化是高龄的必然产物，几乎没谁能够逃脱。随着年龄的增长，动脉血管的弹性日益减退，目前还没有任何妙方能返老还童。

每天的安全酒量

男性　　　　　　　　女性

≤750毫升　　　啤酒　　　≈450毫升

≤250毫升　　　红酒（葡萄酒）　　　≈150毫升

75毫升　　　≤50毫升

低度白酒（38度）

≤50毫升　　　高度白酒（>40度）　　　尽量不喝

　　以上为健康的人参考的饮酒量。若患有高血压、心脏病、肾病等慢性疾病的患者，最好滴酒不沾。开车的人更是不能喝酒。

PART 3 ▶

离中风最远的饮食：
少钠多钾多种类

调整一下**饮食结构**

　　民以食为天,饮食总是大家最为关注的问题。好消息是,饮食中的一些营养素与中风的风险相关。也就是说,合理选择食物,确实能降低中风的风险。

每日饮食的种类多样

　　经常有人询问:"吃什么食物防中风?""报纸上说吃鱼让中风的风险降低,我是不是得顿顿吃鱼?"

　　实际上,饮食过于强调某一种食物的功效,没有意义。调查说"吃鱼防中风",强调的仅是饮食里不能缺少了鱼类。

　　长期吃单一的食物,反而会导致营养不均衡,从而抵抗力下降。

　　记住一个原则:**饮食讲究均衡,每天吃够 12 种食物**。

　　饮食均衡必须达到两个条件,一是食物种类丰富;二是每类食物的品种也要有差异,如肉类中,不能只吃猪肉或牛羊肉,鸡、鸭、鱼也要吃。以此类推,每天吃够 12 种食物并不难。

合理的饮食金字塔

按2016年版膳食指南（国家卫计委发布），每日摄取的食物种类和数量应该是这样的：

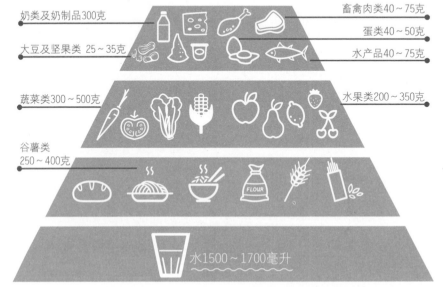

奶类及奶制品300克

畜禽肉类40～75克

蛋类40～50克

大豆及坚果类 25～35克

水产品40～75克

蔬菜类300～500克

水果类200～350克

谷薯类 250～400克

水1500～1700毫升

健康的"地中海饮食"

在关于健康饮食的建议中，我们总能看到推荐采用"地中海饮食"。这"地中海饮食"优势是什么？

多个国家的营养学家、流行病学家在调查中发现：生活在欧洲地中海沿岸的意大利、西班牙、希腊、摩洛哥等国居民心脏病发病率很低，普遍寿命长。

分析发现，该地区的饮食习惯，以蔬菜水果、鱼类、五谷杂粮、豆类和橄榄油为主，有明确的心脏保护作用，同时保护大脑，降低发生中风和记忆力减退、老年痴呆等病的风险。

"地中海饮食"的精髓

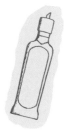
1.烹饪时用植物油（含不饱和脂肪酸）代替动物油（含饱和脂肪酸）以及各种人造黄油，尤其提倡用橄榄油。

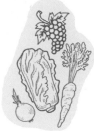
2.多吃蔬菜水果、坚果。对食物的加工尽量简单，并选用当地、应季的新鲜蔬果作为食材。

3.不限制总脂肪量的摄入，但严格控制饱和脂肪酸。

4.适量吃一些奶酪、酸奶类的乳制品，最好选用低脂或者脱脂的。

5.每周吃两次鱼，少吃红肉，而且尽量选用瘦肉。

6.少吃甜食，控制含糖饮料。用新鲜水果代替甜品、甜食、蜂蜜、糕点类食品。

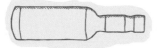
7.适量饮用红酒。
（若不饮酒，则不提倡饮。）

　　地中海饮食以谷物、豆制品为主,恰恰与我们千百年来"穷人"的食谱相似。

每天吃**盐**少于**6克**

　　盐(氯化钠)是膳食中钠的主要来源。而高血压是中风的危险因素。一项研究表明,膳食钠盐摄入量平均每天增加 2 克,收缩压和舒张压分别增高 2.0 毫米汞柱和 1.2 毫米汞柱。

　　2016 年新版《中国居民膳食指南》推荐,成人盐摄入量每人每天 6 克以下。但统计数据显示,国人盐的摄入量普遍偏高,盐平均日摄入量高达 9~20 克。

　　可见,北方居民不妨减少日常用盐量的一半,南方居民减少三分之一左右。

几个控盐的小技巧

◆ 尽可能减少烹调用盐，建议使用可定量的盐勺；

◆ 减少味精、酱油等含钠盐的调味品用量；

◆ 少食或不食含钠盐量较高的各类加工食品，如咸菜、火腿、香肠以及各类炒货。

不吃盐没力气,是错觉

　　很多人以为,少吃盐就没有力气,这是误解。

　　雅诺马马印第安人,就生活在非盐文化饮食中。由于延续狩猎生活,他们所摄取的盐主要来自动物肉类及血液。虽然摄盐量极低,但仍能正常生长发育和繁衍。

其实啊,我们爱吃盐,更多是受到传统饮食习惯的影响。在物质贫乏的时代,人们在烹调食品中加盐,防止食物腐败,开启了高盐饮食文化。

到现代社会,冷藏、真空包装等让存储方式大大进步,高盐不再是饮食必须了。但在中国部分地区,还保留着腌制食物的传统。

低钠盐,兼顾咸味和健康

口味重,习惯了咸味,就是爱放盐怎么办? 推荐你购买低钠盐。这种盐不减少盐的咸味,但钠的含量更低。

在普通加碘食盐中,氯化钠的含量达 99% 以上;低钠盐则添加氯化钾,代替一部分氯化钠,使钠的含量减少到 70%~85%。由于氯化钾也咸,所以盐的咸味不受影响。

可见,低钠盐可在不改变口味的情况下,减少钠的摄入,降低心脑血管疾病风险,更适合中国人,特别是老年人、高血压患者、孕妇等。

只不过,患高钾血症或肾功能衰竭引起高钾血症的患者,不适宜吃低钠盐。

此外,即使有了这种相对健康的盐,也不能毫无节制地下重手放很多盐。

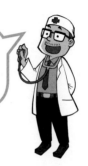

低钠盐跟普通盐一样咸,而钠的含量减少了一大半呢!

"多钾"与"少钠"同等重要

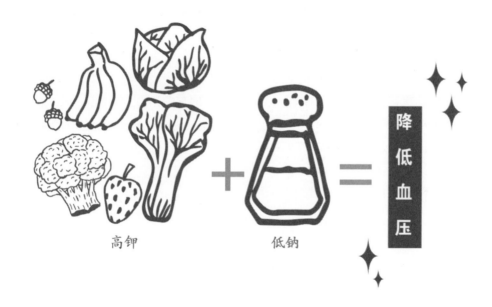

高钾　　　　低钠　　　　降低血压

　　饮食预防高血压，除"少钠"，"多钾"同等重要。降低钠摄入量和增加钾摄入量，同时进行，有益于降低血压，从而降低中风风险。

　　控制钠盐我们听得多，钾起什么作用？

原来,钾可以抵消过多的钠对健康的坏作用,减少高血压等疾病的发生。流行病学数据显示:膳食钾的摄入量与血压的水平呈反比。

这是因为,钾对血管有保护作用,可防止动脉壁受血压的机械性损伤。钾还能直接抑制心肌的兴奋,降低心脏的收缩力和收缩次数。同时,钾对血管还有直接扩张的作用。

饮食里如何吃到足够的钾

每人每日的钾摄取量至少应达到 4.7 克。

从食物成分分析来看,植物性食物(水果、蔬菜、菌类等)钾含量更高,而钠含量相对更低。含钾多的食物有坚果、豆类、瘦肉及海带、木耳、蘑菇、紫菜等。肾功能良好者,使用含钾的烹调用盐。

不宜直接用药物补钾。若体内钾含量高,一样可以造成健康损坏——造成心律失常甚至心脏骤停等。

服用排钾利尿剂类降压药,更要监控血钾

值得注意的是,有些高血压病人持续服用排钾利尿剂类降压药(如呋塞米,又称"速尿"),由于排尿增多,钾的排出也随之增多,这类病人容易出现低血钾。低血钾表现为全身疲乏、口苦、厌食、腹胀、胸闷、心悸,甚至发生严重的心律失常。所以,服用上述排钾利尿剂降压的病人,更应注意监控血钾和补钾。

必要时咨询医生,看是否适宜口服钾补充剂,是否需要吃保钾类降压药物,如 ACEI、ARB、保钾利尿药等。

PART 4 ▶

运动,是最便宜的处方

运动,能防治 **40** 种慢性病

　　坚持运动，能增强体质，令人身心愉悦，还能降低脑卒中风险，且不受性别或年龄的影响。

　　《2008 美国体力活动指南》指出，积极参加身体活动的男性和女性脑卒中和死亡风险，较极少活动的人降低 25% ~ 30%。

　　定期的体育锻炼则可产生重要的治疗作用，可降低血压、改善糖代谢等。除脑卒中外，运动已被证实可以治疗和预防包括糖尿病、心脏病、肥胖、高血压等 40 种以上的慢性病。

　　很明显，身体活动不足，容易导致人体发生肥胖、血糖升高、血压升高、血脂升高，而这"三高一胖"，是促进心脑血管疾病发生的最重要因素。维持经常性、适当的运动，有助于增进血液循环，增强抵抗力，提高全身各脏器机能，防止血栓形成。

研究发现

◆一个经常运动的 80 岁老人，其死亡风险要比一个缺乏身体活动的 60 岁的人还低。

◆缺乏体力活动或因疾病活动受限制的成人，从"不活动"变为"有一些活动"时，将会获得额外的健康效益。

◆全球 6% 的人类死亡是缺乏锻炼造成的。

导致全球死亡原因的四大危险因素

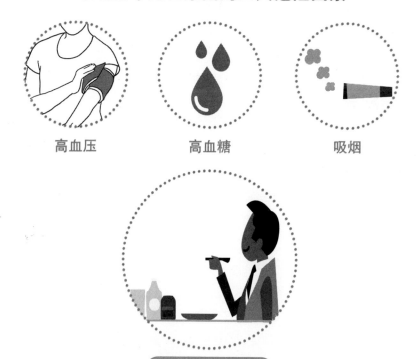

高血压　　　　　高血糖　　　　　吸烟

缺乏锻炼

教你制订一个合格的**运动计划**

什么叫有氧运动？

有氧运动，是指机体主要以有氧代谢方式提供能量的运动——整个运动过程中，人体吸入的氧气与运动需要的氧气基本相等。

有氧运动的特点是强度低、不中断、持续时间长。

如果运动强度大，机体吸入的氧量不能完全和持续满足运动所需，这时机体就会靠无氧代谢获得能量，这类运动则叫无氧运动，如短跑、长跑的冲刺、举重等。

有氧代谢运动项目有：**快走、慢跑、游泳、滑冰、滑雪、跳绳、划船、跳健身操(舞)**等。

除此之外，每周最好进行 2 次抗阻运动、锻炼肌肉力量和耐力。抗阻运动指肌肉在克服外来阻力时进行的主动运动。如**俯卧撑、哑铃、杠铃等**。

训练时阻力维持在轻或中度。联合进行抗阻运动和有氧运动可获得更大程度的代谢改善。

合格的运动量，至少是中等强度的

运动有项目的时间的要求，还有强度方面的要求。上文提到，合格的运动要达到"中等强度(或中等以上)"。

如果某项运动让你心跳、呼吸加快，需要用力但不会感觉吃力，可以随着呼吸的节奏连续说话，但基本无法唱歌。这就差不多达到**中等强度运动**了。

按标准，做中等强度运动时，心跳频率（简称心率）应为"150- 年龄（次 / 分钟）"，不超过"170- 年龄（次 / 分钟）"。例如，一个 45 岁的男性，他做中等强度运动时心率应达到 105~125 次 / 分钟之间。

若某项运动需要大量努力，并造成呼吸急促和心律显著加快，这叫**高强度运动**。

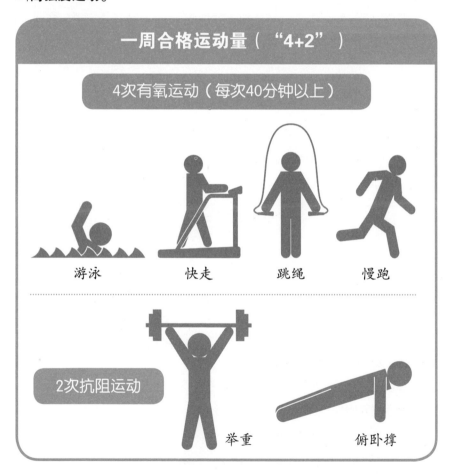

一周合格运动量（"4+2"）

4次有氧运动（每次40分钟以上）

游泳　　快走　　跳绳　　慢跑

2次抗阻运动

举重　　俯卧撑

要点：健康成人每周应至少有 3~4 次、每次至少持续 40 分钟中等（或中等以上）强度的有氧运动。

测试自己的心率，还有几种方法

1.算脉率

健康人脉搏跳动与心率一致，掐手腕动脉数脉搏跳动数，数一分钟看看跳动了多少次。

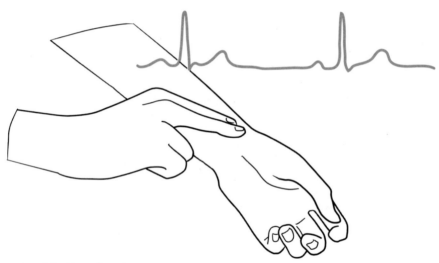

2.佩戴智能手表、智能手环

现在很多运动款的智能手表，戴在手上就能测量出人的心率。

3.利用手机APP

一些手机的应用程序能测量心率。结果不是特别准确，不能作为临床判断疾病的依据，但能用于初步测定运动的心率。

运动后酸痛怎么办?

养成经常而有规律的运动习惯,身体才能获益。

不少人害怕运动之后的肌肉酸痛而抗拒运动。其实,经常而有规律的运动习惯才是长久之计,因为这样才能提高身体耐受性及负荷能力,减少肌肉酸痛的发生。如果因害怕肌肉酸痛而静养休息,肌肉酸痛虽然可以缓解,但再次参加运动时,又会出现新一轮的肌肉酸痛。

如果运动后出现肌肉酸痛,可以用温热水泡洗、热敷或者进行局部按摩,这对缓解肌肉酸痛均有效果。

养成放松运动的习惯非常重要,特别是在激烈运动后,一定要花点时间进行参与运动的主要肌群的伸展和放松。这样既可以促进血液循环、加快恢复,又有助于减缓甚至避免肌肉酸痛的发生。

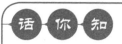

即使一次进行短时的体育运动(如 10 分钟),每天累计达 30 分钟,也是有益的。

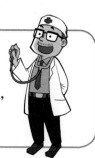

慢性病患者做运动，
安全摆第一

运动已被认为是治疗糖尿病、高血压、冠心病等疾病的最基础、也最有必要的治疗手段。然而，若这类疾病的患者平常没有定期运动的习惯，在开始运动前，建议找一个做心血管康复的医生，考虑进行心脏应激检查，个体化制定运动方案。

别选竞技项目

心脑血管疾病患者最好选择缓和的运动，比如散步、慢跑或打太极拳等。体力较好的患者可练老式太极拳，体力较差者可练简化式太极拳。不能打全套的，可以打半套，体弱和记忆力差的可以只练个别动作，分节练习，不必连贯进行。

不要勉强参加那些竞技色彩过于浓厚的运动，或者是时间太长、强度太大的运动。不轻易勉强进行超出个人能力范围的项目。

对不熟悉的运动项目，参与时要注意循序渐进或请健身教练指导，否则易出现肌肉酸痛甚至运动伤害。

以不引起头晕、劳累为准则

锻炼应循序渐进，开始运动量宜小，以后逐渐增加。锻炼应持之以恒，才能达到增强体质，预防中风的目的。锻炼应量力而行，适可而止，切忌盲目跟风、盲目攀比。以不引起头晕、劳累为准则。

运动计划包括三个阶段

①5 ～ 10 分钟的轻度热身活动；

②20 ～ 30 分钟的耐力活动或有氧运动；

③放松阶段,约5分钟,逐渐减少用力,使心脑血管系统的反应和身体产热功能逐渐稳定下来。

时间:别在清晨运动

有明显心血管病者,不宜在清晨运动。因清晨起床后到上午10点左右交感神经兴奋,是心血管意外的好发时间。

此外,还应避免在两个最易诱发猝死的"危险三联征"——"饱餐、酗酒、激动"及"寒冬、凌晨、扫雪"等时间内运动。

准备:先热身再运动

运动前做好充分的准备活动,尤其在寒冷季节,运动前要热身,伸伸胳膊,伸伸腿,扭扭腰,轻微跑跳一会儿,使身体神经系统和运动系统都动员起来,使血液循环加速,从而也增加了肌肉对运动的适应能力。

要动,也得要静

相关链接

防中风应该动静结合。

动是指运动。静就是要心静,避免情绪过激,狂喜、暴怒都可能诱发中风,所以要保持乐观愉快的心态,凡事看得开。

还有平时血压就偏高的人,更要保持情绪稳定,遇事要冷静,更不要熬夜通宵,比如打麻将等。

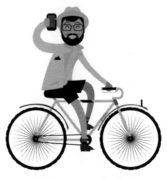

糖尿病病人做运动

- 空腹血糖＞16.7毫摩尔/升、反复低血糖或血糖波动较大、有糖尿病酮症酸中毒等急性代谢并发症、合并急性感染、增殖性视网膜病、严重肾病、严重心脑血管疾病（不稳定型心绞痛、严重心律失常、一过性脑缺血发作）等情况下禁忌运动，病情控制稳定后方可逐步恢复运动。

- 运动要安排在餐后1小时后，别空腹运动。

- 运动前后要加强血糖监测，运动量大或激烈运动时，应建议患者临时调整饮食及药物治疗方案，以免发生低血糖。

- 运动后仔细检查双脚，发现红肿、青紫、水泡、血泡、感染等应及时处理。

- 锻炼中越是用力，影响血糖的时间就越长。锻炼后数小时仍可能出现低血糖。此时应适当吃点甜食，如水果或饼干、喝一小杯果汁等。

- 如果患者正在使用胰岛素或其他降糖药，应该在锻炼前半小时测血糖。血糖低于5.6毫摩尔/升，血糖过低，锻炼不安全，建议锻炼前适当吃点含糖零食，比如水果或饼干等；血糖为5.6～13.9毫摩尔/升最适合锻炼，比较安全；血糖大于等于13.9毫摩尔/升不建议运动。

- 运动时应随身带些饼干或糖果，一旦有低血糖感觉（身体摇晃、神经紧张或恍惚）立即停止运动，并进食。

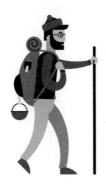

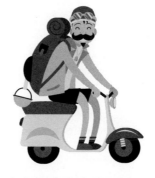

心脏病患者做运动

● 适当运动有助于预防心脏病发作。

● 如果在运动结束 10 分钟后,心跳次数每分钟仍在 100 次以上,则不应再加大运动量,应根据情况适当减少运动量。

● 进餐与运动至少间隔 1 小时以上。

● 运动最适宜的温度是 4 ～ 30 摄氏度。

● 运动时若出现头晕头痛、心慌、恶心呕吐等不适症状时,应立刻停止锻炼。

● 上午 6 时至 9 时是冠心病和脑出血发作最危险的时刻,发病率要比上午 11 时高出 3 倍多。要避开心脑血管事件"高峰期",将时间安排在下午及傍晚进行。

高血压病患者做运动

● 运动后需要休息半小时左右,让血压平复,不可在运动后情绪失控和进行更大体量的劳动。

● 临界性高血压、I ～ II 期高血压病和部分病情稳定的 III 期高血压病适合应用运动疗法。

● 任何临床病情不稳定者均属于禁忌证,包括急进型高血压、重症高血压或高血压危象、病情不稳定的 III 期高血压病和合并其他严重并发症者。

● 运动效应的产生需要至少 1 周的时间,达到较显著的降压效应需要 4 ～ 6 周,所以运动要持之以恒。如果停止运动,运动产生的效应可能在 2 周内完全消失。

PART 5 ▶

中风的重点防护季

盛夏是**中风小高峰**

　　一般人可能认为,脑中风多发生在寒冷的冬春季。实际上,平均气温在 32 摄氏度以上的盛夏,也是脑中风发病的小高峰期。

　　有研究表明,脑血管病平均月死亡率冬季最高,12 月份上升,1~2 月份达高峰,以后逐渐下降,到 7 月份又是一个小高峰。

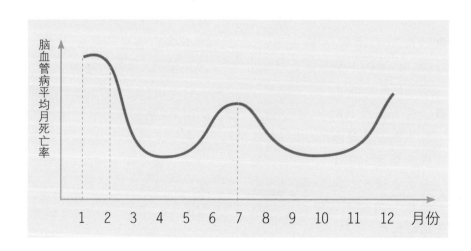

这是因为,低温或高温,均可导致体内平衡的波动,血管舒张功能障碍,血压骤变或血流缓慢。况且,冬季干燥和夏季出汗多,可引起血液浓缩,血黏度增高,特别对有高血压、动脉硬化的人,易诱发脑血管病。

盛夏防中风,注意补水

有资料显示,平均气温在 32 摄氏度时,脑中风发病的危险性是平均气温为 20 摄氏度时的 1.6 倍;而且随着气温的升高,脑中风发病的危险性也随之升高。

在炎热的夏季,应做好防暑降温工作,保持居室阴凉,尽量减少户外活动,以免大量出汗导致脱水及血液浓缩。

盛夏,为防止血液浓缩,及时补充水分很有必要。

正确的方法是采用"多次少饮"的方法,补充人体必需的水分(一般活动量较小的人每天补水 1500~1700 毫升左右)。即使感觉不太渴也要喝水,饮料以清茶、凉开水、含盐饮料为好。注意一次饮水量不宜过多,否则会出现胃肠不适、头晕等症状。

夏日多吃一些富含维生素 C 的水果,多吃低脂、低热量、低糖且富含钾的食物,对预防中风的发生也很有裨益。

最忌忽冷忽热

使用空调的家庭,空调温度不可调得太低,一般室内外温差保持在 7~8 摄氏度为宜;至于到温度较低的湖水中游泳、洗冷水澡,一般不宜提倡。

忽热忽冷,易造成脑血管频繁地舒张、收缩,导致脑血管循环障碍,诱发中风。

医 生 提 醒

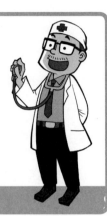

　　在夏季,高血压患者如果突然出现症状轻微的头痛、头晕、肢体无力。其实,这可能是发生中风的先兆,应及时就医。

话 你 知

中风发病率,还跟经纬度有关

　　我国中风的发病率、患病率和死亡率均以东北为最高,华南和西南较低。

　　在我国随着纬度的增高中风的发病率、患病率和死亡率均升高。从南向北纬度每升高5°,脑卒中发病率升高16.92/10万,患病率升高约63.96/10万,死亡率升高6.60/10万。

　　不同经度地区中风的发病率、患病率和死亡率资料显示,我国95°以东地区其经度与中风呈正关系。在我国从95°起,每向东5°中风的发病率平均升高16.27/10万,患病率升高47.80/10万,死亡率升高9.99/10万。

冬季、早春悠着点

　　冬季寒冷,是中风高发期。很多心脑血管疾病患者有此经验。容易被忽略的是乍暖还寒的早春。

多赖床

　　春季气候多变,尤其是北方,一会儿冷一会儿热,冷暖变化特别大,乍暖还寒。气温骤冷,中老年人血压变化比较大。平时患有高血压、动脉粥样硬化等疾病的人,尤为要重视预防中风。

　　生活方面,每天早晨醒来可以多"赖会儿床",不要立刻离开被褥。

　　春季锻炼,尤其是户外运动时,要注意气温的变化。有晨练习惯的老年人要等天气暖和了,或者等太阳出来,气温稍高时再锻炼。

别过激

　　天气好了,容易兴奋,劲头也足,在参加健身运动的过程中,常常会玩得比较激烈,玩得过久。这样运动量就容易过大,身体负担过度。由于经历了一个冬天,身体已经适应了相对缓慢的生理节奏,内脏功能均处于一个低潮期,肌肉韧带也较紧,容易受伤。

　　随着气候的转暖,要适应快节奏,难免需要一个渐进的过程。

无论是心肺功能,还是肌肉、骨骼、韧带等运动系统功能的提升,都需要逐渐适应。因此,春季参加健身运动一定得悠着点。

别忘补水

春天健身,许多人往往不太注意补充水分,因为感觉不像夏天出那么多汗。其实春天里,特别是在北方,还很干燥,运动时虽然不像夏天出汗那么多,但及时补充水分,对运动能力的提高和健康水平的增长都是很重要的。

别让节日过乱规律

春季节日多,老人与儿孙团聚时往往会非常兴奋、激动;春节大摆宴席,迎亲待客,大量饮酒,过食肥甘;春节,老人们操办家宴,烦心劳神,搞得精疲力竭;春节期间,大家往往通宵达旦地欢笑娱乐。这些都严重扰乱了原有的生活习惯,直接影响了血压的稳定,使血压骤然升高,导致中风发生。

将上述因素控制好,中风的发病率则可大大降低。

控制疾病，赶跑中风

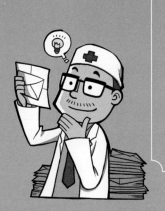

预防篇

PART 1 ▶

控制血压，
铲除中风的主要帮凶

知识回顾

1.高血压是中风的主要危险因素。

2.中风发病率、死亡率的上升与血压升高关系密切。

3.血压越高，中风风险越高。

30 岁以上，
每年至少测 1 次血压

我国人群高血压患病率仍呈增长态势，每 5 个成人中就有 1 人患高血压；估计目前全国高血压患者至少 2 亿。但高血压知晓率、治疗率和控制率较低。建议 30 岁以上者，每年至少测一次血压。

一般情况下，家庭自测血压的血压值会略低于诊所血压。当家庭自测血压的平均值为 135/85 毫米汞柱时，相当于诊室血压的 140/90 毫米汞柱。非同日多次家庭自测血压的平均值 ≥ 135/85 毫米汞柱，可考虑诊断为高血压。

血压值以及对应的处理措施

血压水平	血压值	处理措施
正常血压	首次测量血压数值小于120/80毫米汞柱	继续保持健康生活方式并每年筛查高血压
正常血压高值	首次测量血压数值120～139/80～89毫米汞柱	建议调整生活方式以降低血压，每年筛查高血压
早期或轻度高血压	140～159/90～99毫米汞柱	首先采用改变生活方式治疗，3个月效果仍不佳，应加用抗高血压药物治疗，并按时随诊，及时调整用药或剂量，直至达到目标血压水平
中度高血压	160～179/100～109毫米汞柱	中度及以上高血压患者除应改进饮食习惯和不良生活方式外，应进行持续、合理的药物治疗。具体用药要去高血压门诊就医咨询
重度高血压	血压高于180/110毫米汞柱	

调整生活方式降血压

    高血压是一种"生活方式病"，认真改变不良生活方式，限盐、限酒、控制体重，可以降低血压，提高降压药物的疗效，预防和控制高血压。健康的生活方式，在任何时候，对任何高血压患者(包括正常高值血压)，都是有效的治疗方法。

高血压非药物治疗措施以及效果

内容	目标	手段措施	收缩压下降范围
减少钠盐摄入	每人每日食盐量逐步降至6g	1.日常生活中食盐主要来源为腌制、卤制、炮制的食品以及烹饪用盐，应尽量少用上述食品。 2.建议在烹调时尽可能用量具（如盐勺）称量食盐。 3.用替代产品，如代用盐、食醋等。	2～8毫米汞柱
规律运动	强度：中等量；每周3～5次；每次持续30分钟左右	1.运动的形式可以根据自己的爱好灵活选择，步行、快走、慢跑、游泳、气功、太极拳等均可。 2.应注意量力而行，循序渐进，运动的强度可通过心率来反映。 3.目标对象为没有严重心血管病的患者。	4～9毫米汞柱

内容	目标	手段措施	收缩压下降范围
合理膳食	营养均衡	1.食用油，包括植物油每人<25克/日。 2.少吃或不吃肥肉和动物内脏。 3.其他动物性食物也不应超过50~100克/日。 4.多吃蔬菜、每日400~500克，水果100克。 5.每人每周可吃蛋类5个。 6.适量豆制品或鱼类；奶类每日250克。	8~14毫米汞柱
控制体重	BMI(kg/m^2)<24; 腰围: 男性<90厘米， 女性<85厘米	1.减少总的食物摄入量。 2.增加足够的活动量。	5~20毫米汞柱 减重10千克
戒烟	彻底戒烟: 避免被动吸烟	1.为有意戒烟者提供戒烟帮助。一般推荐采用突然戒烟法，在戒烟日完全戒烟。 2.戒烟咨询与戒烟药物结合。 3.公共场所禁烟: 避免被动吸烟。	—
限制饮酒	每天 白酒<50克 葡萄酒<100克 啤酒<250克	1.高血压患者不提倡饮酒；如饮酒，则少量。 2.酗酒者逐渐减量；酒瘾严重者，可借助药物。	2~4毫米汞柱

控制体重，
是降压的重要措施

　　人群中体重指数（BMI）与血压水平呈正相关，BMI 每增加 3，在 4 年内发生高血压的风险，男性增加 50%，女性增加 57%。我国 24 万成人随访资料的汇总分析显示，BMI ≥ 24 者发生高血压的风险是体重正常者的 3～4 倍。

　　腹部脂肪聚集越多，血压水平就越容易升高。判定腹型肥胖者，发生高血压的风险是腰围正常者的 4 倍以上。

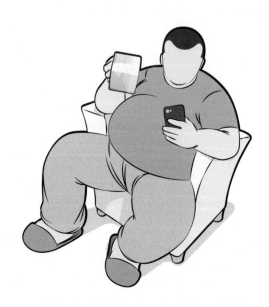

体重指数: 用体重千克数除以身高米数平方得出的数字

BMI= 体重(kg) ÷ 身高的平方(m^2)

分类	BMI范围 (kg/m^2)
偏瘦	≤18.4
正常	18.5~23.9
过重	24.0~27.9
肥胖	≥28.0

腹型肥胖的腰围标准为: 男性 ≥ 90 厘米, 女性 ≥ 85 厘米

随着我国社会经济发展和生活水平提高, 人群中超重和肥胖的比例与人数均明显增加。在城市中年人群中, 超重者的比例已达到 25% ~ 30%。超重和肥胖将成为我国高血压患病率增长的又一重要危险因素。

控制体重最有效的减重措施是控制能量摄入和增加体力活动。在饮食方面要遵循平衡膳食的原则, 控制高热量食物(高脂肪食物、含糖饮料及酒类等)的摄入, 适当控制主食(碳水化合物)用量。

在运动方面, 规律的、中等强度的有氧运动是控制体重的有效方法。减重的速度因人而异, 通常以每周减重0.5 ~ 1千克为宜。对于非药物措施减重效果不理想的重度肥胖患者, 应在医生指导下, 使用减肥药物控制体重。

家庭**自测血压**，
更有利于控制血压

　　高血压患者应严格监测血压。若家有高血压患者，建议购置血压计，在家自测血压。

　　因为，在医院诊室测量的血压，为偶测血压，由于血压的波动性和白大衣效应等因素，有时不能完全反映血压的真实水平。而家庭自测血压具有操作简单等优点，并且提供日常生活中的血压信息，能弥补不足。

　　与诊室血压相比，家庭自测血压可以在患者的日常生活环境下，提供长时间的测量数据和日常血压的变异数据。

　　研究显示，家庭自测血压对心脑血管疾病的发病率以及死亡率的预测价值，优于诊室血压。自测血压，从选血压计到测量方法、测量频率都有讲究。

选择血压计：选上臂式的

　　常用的血压计种类很多，但若常规家庭血压监测，建议选用符合国际标准认证的上臂式全自动（或半自动）电子血压计。您在购买时，请一定查清楚有无上述国际标准认证标识。且定期以标准的台式汞柱血压计进行校准。国际认证的标准有英国高血压学会（BHS）、美国仪器协会（AAMI）、欧洲高血压学会（ESH）。

测量血压前的准备

　　在家中自测血压前 30 分钟内，禁止吸烟或饮咖啡，排空膀胱；测量前至少休息 5 分钟，保持安静，不活动肢体。

测血压时,采用坐位,裸露上臂,绑好袖带,袖带应与心脏保持同一水平,每次测量三遍,每遍间隔1分钟。测量时保持安静,不讲话。如实记录血压值。

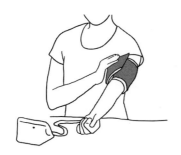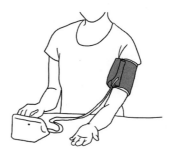

上臂式全自动(或半自动)电子血压计使用示意图

自测频率,要看情况

家庭自测血压的次数,需要根据血压波动、治疗改变等具体情况来选择。

怀疑有高血压、监测观察者、初始接受药物治疗者、药物治疗调整方案者、血压波动很大者,每天测量4次:晨起,服药前;上午10点左右;下午4点左右;睡前。这种密切监测可以连续测量2周,若血压平稳,则可逐渐降低测量频率。

●高血压得到控制、长期稳定的患者观察随访:每周测量1～2天,每天4次,时间如上述,或每天早晚各1次。

●特殊情况,如要鉴别隐蔽性高血压、白大衣高血压、难治性高血压等:在医生的指导下可以增加自测血压频率。

要使用专门的笔记本详细记录测量的日期、时间、血压值。若有任何不适,可随时加测血压,并同时标注可能导致不适的原因,如劳累、情绪波动事件等。下次到医院随诊时,携带好家庭自测血压笔记本。这样,医生就可以更好地制定治疗方案。

降压目标,因人群而异

患者的特点以及合并症各有不同,因而,具体降到什么血压值,是不能一概而论的。要咨询心内科专科医师,切不可擅自调整治疗。

人群不同,降压目标不同

一般而言,没有任何疾病的普通高血压患者,应将血压降至<140/90 毫米汞柱。伴糖尿病或肾病的高血压患者,依据其危险分层及耐受性还可进一步降低。

老年人(>65 岁)收缩压可根据具体情况降至 <150 毫米汞柱;但如能耐受,应进一步降低。

正常血压高值者(血压数值 120 ~ 139/80 ~ 89 毫米汞柱),如其伴有充血性心力衰竭、心肌梗死、糖尿病或慢性肾病者,应给予抗高血压药物治疗。

中风后的降压

缺血性脑卒中或 TIA(短暂性脑缺血发作)患者,发病数天后如果持续出现收缩压 ≥ 140 毫米汞柱或舒张压 ≥ 90 毫米汞柱,应启动降压治疗。

由于颅内大动脉粥样硬化性狭窄(狭窄率 70% ~ 99%)导致的缺血性中风或 TIA 患者,若能耐受,推荐收缩压降至 140 毫米汞柱以下,舒张压降至 90 毫米汞柱以下。

小知识

收缩压：亦称高压，就是当人的心脏收缩时，血液射入动脉，动脉血压升高，其最高值称为收缩压。

舒张压：又叫低压，就是当人的心脏舒张时，血液停止射入动脉，动脉血压下降，下降至最低值称为舒张压。

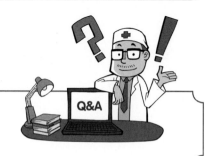

经典答疑

强化血压控制能显著降低中风风险吗？

问：既然高血压是中风的主要危险因素，那么，强化血压控制（<120 毫米汞柱）比标准还更低（<140 毫米汞柱），是否能更加显著地降低中风风险呢？

答：大样本人群研究发现，这种强化降压对控制中风风险并无额外收益。

有无预防中风的特效降压药？

问：哪种降压药最有利于防中风？

答：目前尚无明确证据表明哪类降压药对预防中风有独特疗效。具体药物选择应基于患者特点和药物耐受性进行个体化治疗。

PART 2 ▶

让血糖平稳

知 识 回 顾

1.糖尿病是中风的独立危险因素。

2.糖尿病可以将中风的风险增加1倍以上。

3.约20%的糖尿病患者最终将死于中风。

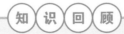，要定期检测

目前我国成年人糖尿病患病率接近 10%，患病人数达 1.14 亿，是世界第一糖尿病高发国。

不仅如此，我国还存在 1.4~1.5 亿的糖尿病前期(糖耐量异常)潜在人群。这个人群大部分没有进行主动筛查，如果没有加以留心与控制，很可能发展成为糖尿病患者。

成年人(＞18 岁)中，具有下列任何 1 个及以上的糖尿病危险因素者，应进行糖尿病筛查。(据《中国糖尿病防治指南(2013 版)》)

① 年龄≥40 岁。

② 有糖调节受损史(血糖异常，但未达到糖尿病诊断标准)。

③ 超重(BMI≥24)或肥胖(BMI≥28)和(或)中心型肥胖(男性腰围≥90 厘米，女性腰围≥85 厘米)；BMI=体重／身高的平方(kg/m²)。

④ 静坐生活方式。

⑤ 一级亲属中有 2 型糖尿病家族史(一级亲属是一个人的父母、子女以及兄弟姐妹)。

⑥ 有巨大儿(出生体重≥4 千克)生产史或妊娠糖尿病史。

⑦ 高血压[收缩压≥140 毫米汞柱和(或)舒张压≥90 毫米汞柱]，或正在接受降压治疗。

⑧ 血脂异常[高密度脂蛋白胆固醇(HDL-C)≤0.91 毫摩尔／升、甘油三酯≥2.22 毫摩尔／升]，或正在接受调脂治疗。

⑨ 动脉粥样硬化性心脑血管疾病患者。

⑩ 有一过性类固醇糖尿病病史者。

⑪ 多囊卵巢综合征患者。

⑫ 长期接受抗精神病药物和(或)抗抑郁药物治疗的患者。

在上述各项中，糖调节异常是最重要的 2 型糖尿病高危因素。首次筛查结果正常者，宜每 3 年至少重复筛查 1 次。

糖尿病筛查，首选空腹血糖

临床上所说的血糖，指的是血液中的葡萄糖。

空腹血糖检查简单易行，宜作为糖尿病的常规筛查方法。体检者需要在空腹的状况下，于早晨(最好 6 ～ 8 点)抽血检测。

空腹血糖检查有漏诊的可能性。条件允许时，应尽可能行葡萄糖耐量试验(OGTT)。

正常人在一次食入大量葡萄糖后，通过体内的各种调节机制的调节，血糖浓度仅为暂时升高，两小时后恢复到正常水平，这是人体的"耐糖现象"。

体检者在抽取空腹血后，口服 75 克葡萄糖，然后每隔一定的时间(服糖后 1 小时、2 小时分别在前臂采血)测定血糖含量，并画出曲线，即为"糖耐量试验"。

============ **糖尿病的诊断标准** ============

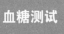

血糖测试

- ●空腹血糖正常值：3.9~6.1毫摩尔／升。
- ●考虑糖尿病：两次空腹血糖≥7.0毫摩尔／升（或餐后2小时血糖≥11.1毫摩尔／升）。
- ●低血糖：血糖低于2.8毫摩尔/升，临床产生相应的症状。

葡萄糖 耐量试验	●正常值：空腹血糖3.9~6.1毫摩尔／升，服糖后第1小时血糖6.7~9.4毫摩尔／升，第2小时血糖≤7.8毫摩尔／升，第3小时血糖恢复正常，各次尿糖均为阴性。 ●考虑糖尿病：空腹血糖高于正常值，服糖后2小时血糖≥11.1毫摩尔／升。

医 生 提 醒

血糖过低也中风

　　对于高血糖的危害，糖尿病患者知之较多，也非常重视，而对于低血糖的严重性往往重视不够。事实上，低血糖的危害丝毫不逊于高血糖，有时甚至更加凶险。

　　轻度低血糖可引起交感神经兴奋，出现饥饿感、头昏眼花、心慌手颤、面色苍白、出冷汗、虚弱无力等症状。不仅如此，低血糖可以刺激交感神经，导致心律失常，心率增快，心肌耗氧量增加，增加心脑血管事件（如心绞痛、心肌梗死、心律失常、中风）的发生率及冠心病患者的全因死亡率。

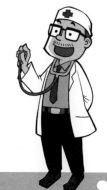

治糖尿病,**饮食和运动**并重

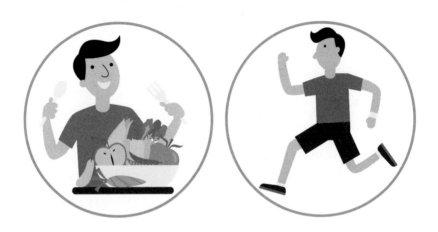

如果是轻度糖尿病,仅通过饮食控制和运动疗法,就有可能使血糖值恢复到正常水平。

如2～3个月血糖控制情况不佳,则考虑药物疗法。

如果空腹血糖高于11.1毫摩尔/升,或者有很明显的自觉症状,说明病情较重,应在开始阶段就采用药物疗法。

糖尿病患者的运动原则,前面的章节已经详细介绍了。这里着重介绍糖尿病患者的饮食,还有"糖友"需要特别关注的饮食注意事项。

不一定要吃糖尿病专供食物

不论是糖尿病病人还是健康人,饮食其实都有类似标准:低饱和脂肪酸和低反式脂肪、适量盐和糖、优质蛋白质、不含淀粉的蔬菜(绿叶菜、黄瓜、番茄等)、全麦食品、水果。

市面上很多"糖尿病专用食物",所谓"无糖""降糖",是在加工过程中不添加蔗糖等原料,取而代之的是代糖(甜味剂)。如不加节制,过量食用依然是升高血糖的。

"糖尿病专用食物"通常价格更昂贵,若经济条件有限,则没必要特意选择。

低血糖生成指数(低 GI)食物,有利血糖控制

我们摄入食物,食物消化后,碳水化合物的部分化成单糖进入血液循环,从而影响血糖水平。由于不同的食物消化、吸收速度不同,即使含等量碳水化合物,其对血糖水平的影响也不一样。所以,医学上用 GI 来衡量食物对血糖影响的程度。

GI 值越高,对血糖影响越大。低 GI 的食物转化葡萄糖的速度较慢,餐后血糖的升幅自然相对较少,就能更有效控制血糖,降低糖尿病并发症的风险。

除此之外,低 GI 食物的另一个好处,是给我们的饱足感,可以延迟饥饿感发生的时间,从而帮助控制体重。

"糖友"可以参照"食物 GI 表",选择食物,考虑食物的摄取量。体重超标或代谢综合征患者的膳食管理也常用到它们。

食物GI表

各种食物的升糖指数（GI值）以葡萄糖作对照

GI值 种类	低GI（≤55）	中GI（56～69）	高GI（≥70）
米饭	糙米、黑米	红米饭 糙米饭	糯米饭 白饭
粉面	粉丝、意粉 通心粉、全蛋面	乌冬	普通小麦面条
面包	裸麦粒面包	牛角包	白面包 馒头
早餐谷物	高纤维片 瑞士营养麦 燕麦糠	提子麦维粟米片	玉米片 卜卜米 可可米
根茎类	玉米、魔芋	番薯 连皮焗番薯	薯蓉、南瓜

	低GI（≤55）	中GI（56~69）	高GI（≥70）
糖类	果糖、乳糖 糖醇	蔗糖、蜂蜜	葡萄糖、砂糖 麦芽糖
奶类	脱脂/低脂奶	——	——
水果类	橙子、苹果、雪梨 提子、奇异果 沙田柚、草莓	蜜瓜、香蕉 木瓜、芒果	西瓜、 荔枝、龙眼
豆类	黄豆、绿豆 眉豆、红腰豆 扁豆类	焗豆	——

医生提醒

　　糖尿病患者容易缺乏 B 族维生素、维生素 C、维生素 D 以及铬、锌、硒、镁、铁、锰等多种微量营养素，可根据营养评估结果适量补充。长期服用二甲双胍者应防止维生素 B_{12} 缺乏。

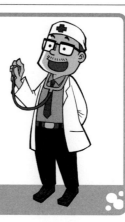

PART 3 ▶

治"心病"防"脑病"

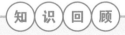

知 识 回 顾

1.心房颤动，可以增加中风风险4~5倍。

2.除心房颤动外，其他类型的心脏病也可能增加中风的危险。

心电图就可以查出房颤

心房颤动(简称房颤)是临床上最常见的一种心律失常，几乎所有的器质性心脏病都可引起房颤。

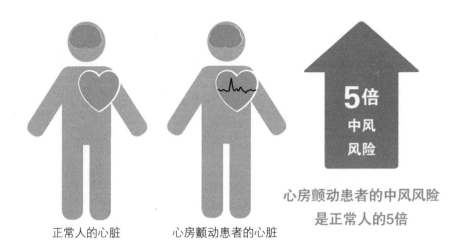

正常人的心脏　　　　心房颤动患者的心脏

5倍
中风风险

心房颤动患者的中风风险
是正常人的5倍

房颤在人群的发病率为 0.5% 左右。随着年龄的增长,房颤的发病率也逐渐增高,60 岁以上的人群,发病率可高达 6% 以上。

房颤发作初期往往有感觉心跳加快,或者心跳紊乱,胸闷、心悸、头晕、乏力等,病程较长者或者心室率较慢者常无自觉症状。

40 岁以上的成年人应定期体检,早期发现心房颤动。

房颤的诊断非常容易,只要在发作时做普通心电图或者动态心电图捕捉到,即可确诊。但有时可以做心脏超声、动态心电图、血液化验等了解是否合并其他情况。

房颤怎么治,先评估

房颤的治疗,根据患者的绝对危险因素分层、出血风险评估等,决定进行何种抗栓治疗。

################## 房颤患者抗凝治疗的CHA2DS2-VASc评分 ##################

C : 充血性心力衰竭 / 左心功能不全 **1分**

H : 高血压 **1分**

A : 年龄 ≥ 75 岁 **2分**

D : 糖尿病 **1分**

S : 中风 /TIA/ 血栓史 **2分**

V : 血管病变 **1分**

A : 年龄 65~74 岁 **1分**

Sc : 性别:女性 **1分**

根据该患者病情,计算 CHA2DS2- VASc 评分为 _____ 分。

CHADS2-VASc 评分	年中风率
0	0.78%
1	2.01%
2	3.71%
3	5.92%
4	9.27%
5	15.62%
6	19.74%
7	21.50%
≥ 8	22.38%

注：抗栓治疗后出血风险——低危：0~2分；高危≥ 3分。

◆瓣膜性心房颤动患者，如 CHA2DS2-VASc 评分 ≥ 2 且出血性并发症风险较低，建议长期口服华法林抗凝治疗。

◆非瓣膜性心房颤动患者，CHA2DS2-VASc 评分 ≥ 2 且出血性并发症风险较低，建议口服抗凝治疗。可选择华法林；在有条件的情况下，也可选择新型抗凝剂，如达比加群、阿哌沙班及利伐沙班。

◆非瓣膜性心房颤动患者，CHA2DS2-VASc 评分为 1 分且出血性并发症风险较低，可不选择抗栓治疗，也可选择抗凝或阿司匹林治疗。

◆ CHA2DS2-VASc 评分为 0 分的非瓣膜性房颤患者，不需要抗血栓治疗。

◆不适合长期抗凝治疗的心房颤动患者，在有条件的医疗机构可考虑行左心耳封堵术。

房颤，不必强求正常心律

　　房颤病人，如果经过治疗能够恢复窦性心律，这是最好不过的。如果无法复律，也不用太过担心。目前多项临床研究均没有证实，恢复窦性心律的病人，在病死率、住院率、中风等方面，会比控制好心室率的房颤病人要低。

　　也就是说，如果不能恢复窦性心律，那么只要控制好心室率（最理想是安静状态下约 80 次／分钟，尽量控制在安静状态下不大于 110 次／分钟），视病情坚持抗栓治疗，病人依然能获得较好的生活质量和寿命。

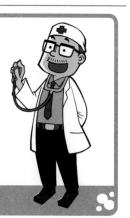

医生提醒

　　除心房颤动外，其他类型的心脏病也可能增加中风的危险。怀疑为心脏病的患者，应积极找专科医师治疗；可根据患者的总体情况及可能存在的其他危险因素制定具体的中风预防方案。

PART 4 ▶

"坏脂肪",是心血管病大敌

知 识 回 顾

血脂异常与缺血性脑卒中发生率之间存在明显相关性。

认准"**坏脂肪**":低密度脂蛋白

　　40岁以上男性和绝经期后女性,应每年进行血脂检查。前面章节谈到的中风高危人群,则建议每半年就检测一次血脂。

　　血脂的测量很简单,只要抽血查就可以了。

血脂检查

◆ 总胆固醇:2.8 ~ 5.17 毫摩尔 / 升
◆ 甘油三酯:0.56 ~ 1.7 毫摩尔 / 升
◆ 高密度脂蛋白：男性:0.96 ~ 1.15 毫摩尔 / 升;女性:0.90 ~ 1.55 毫摩尔 / 升
◆ 低密度脂蛋白(LDL-C):0 ~ 3.1 毫摩尔 / 升

其中,低密度脂蛋白胆固醇是最"坏"的,因其水平升高和氧化后,会沉积在动脉血管内壁,形成动脉粥样硬化斑块。而动脉粥样硬化斑块最可怕的地方在于,它就像一颗"不定时的炸弹",一旦爆炸(破裂),就会引起动脉迅速堵塞——这可是心脑血管事件(如心肌梗死、中风)的元凶或帮凶。

而高密度脂蛋白胆固醇则相反,它具有抗动脉粥样硬化作用,故被称为"好胆固醇"。

可见,**我们平时所说的降脂,主要指降胆固醇,尤其是降低低密度脂蛋白胆固醇水平**。如果低密度脂蛋白胆固醇超标了,就要看医生检查有无动脉粥样硬化斑块。

经典误区

胖人胆固醇才高

这可不一定。胖瘦最大的差别是"甘油三酯"高低,而非跟动脉粥样硬化密切相关的"低密度脂蛋白",瘦人也会出现"坏胆固醇"超标。所以不论胖瘦,都有动脉粥样硬化的风险。

降脂,**吃素**是下策

"管住嘴迈开腿",是降血脂的基本方法。

医生会根据患者的危险分层,决定血脂的目标值。若经历过饮食控制＋运动调理三个月后,胆固醇水平仍偏高,就要适当服药了。一般服用他汀类药物,若无法耐受,则考虑采用非他汀的降脂疗法。

正所谓"病从口入",绝大多数高胆固醇血症都是吃出来的。这意味着要吃素吗?

完全素食是不对的。

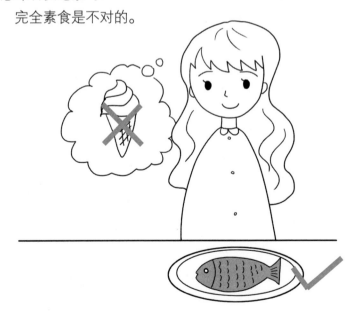

素食降胆固醇的幅度有限。人体还能通过自身的糖类及脂肪分解来合成胆固醇；且完全素食也可能升高甘油三酯，以及降低具有抗动脉粥样硬化作用的"好胆固醇"（高密度脂蛋白胆固醇）。

肉、鱼、禽类，还是要吃一定的量，但最好每天不超过 150 克。而且，要多选瘦肉、鱼肉。

减少高胆固醇食物的摄入，如动物脑、动物内脏、动物油、海鲜、蛋黄、蟹黄、鱼子、黄油、奶油等；减少饱和脂肪的摄入，特别是肥牛、肥羊、五花肉等；减少含反式脂肪酸食物的摄入，如珍珠奶茶、速溶咖啡、巧克力奶昔、蛋黄派、酥皮面包等。

至于有饮奶习惯者，可选脱脂牛奶，因每 100 克脱脂牛奶的胆固醇含量仅为 4 毫克，是全脂牛奶的十分之一。

医生提醒

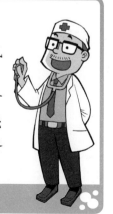

血脂异常伴高血压、糖尿病、心血管病，为中风高危（极高危）状态！

此类患者均提倡采用改变生活方式和他汀类药物治疗，将低密度脂蛋白胆固醇降至 1.8 毫摩尔／升（70 毫克／分升）以下或使低密度脂蛋白胆固醇比基线时下降 30%～40%。

状况	建议	备注
无症状颈动脉狭窄	◆每日服用阿司匹林和他汀类药物，筛查其他可治疗的中风风险因素，进行合理治疗并改变生活方式。 ◆中风高危患者（狭窄>70%），可以考虑行颈动脉内膜切除术（CEA）。 ◆对慎重选择的无症状颈动脉狭窄患者（狭窄>70%），可以考虑行预防性CAS。 ◆对无症状颈动脉狭窄>50%的患者，建议定期进行超声随访。	CEA：颈动脉内膜切除术 CAS：血管内支架成形术
肥胖	通过健康的生活方式、良好的饮食习惯、增加身体活动等措施减轻体重。	伴发高血压、心脏病及糖尿病的中风与超重或肥胖相关。
代谢综合征	对各个独立疾病进行控制，包括降低血压、调节血脂、控制血糖等。	代谢综合征是由一组独立疾病组成的疾病群，其定义或诊断标准尚未统一。

状况	建议	备注
高同型半胱氨酸血症	◆普通人群（非妊娠、非哺乳期）应通过食用蔬菜、水果、豆类、肉类、鱼类和加工过的强化谷类，摄入叶酸、维生素B_6和维生素B_{12}。 ◆高血压病伴有高同型半胱氨酸血症的患者，在治疗高血压的同时加用叶酸。	同型半胱氨酸血浆水平的升高，可使包括中风在内的动脉粥样硬化性血管病的危险性增加2~3倍。
口服避孕药	◆不推荐年龄>35岁，有吸烟、高血压、糖尿病、偏头痛或既往血栓栓塞病史等危险因素的女性使用口服避孕药。 ◆推荐在使用激素类避孕药之前进行血压测量和管理。	口服避孕药与中风（尤其是缺血性中风）风险之间的联系目前仍然存在争议。
绝经后激素治疗	不推荐绝经后激素替代或选择性雌激素受体调节剂（如雷洛昔芬、他莫昔芬或替勃龙）治疗，用于预防中风。	多数研究显示，绝经后激素替代治疗可增高中风的发生风险。
睡眠呼吸紊乱	对有严重睡眠呼吸暂停的患者可以进行持续气道正压通气等治疗。	对有睡眠呼吸紊乱的高风险人群进行筛查，有条件时可行多导睡眠图监测睡眠呼吸紊乱。

状况	建议	备注
炎症和感染	对脑血管病高危人群可以考虑检测炎性因子，如超敏C反应蛋白或脂蛋白相关磷脂酶A2，评价中风的发生风险。	炎症不仅可以加剧中风急性期的继发性脑损伤，也可以阻碍中风后的神经功能恢复。
偏头痛	对于有先兆的女性偏头痛患者，应重视中风的预防。吸烟者建议戒烟。	有证据显示吸烟、使用口服避孕药可使年龄<45岁的女性偏头痛患者发生中风的风险进一步增加。
遗传因素	询问家族史，有助于识别中风高风险个体。对于一级亲属中有≥2例患蛛网膜下腔出血或颅内动脉瘤者，可以应用无创性检查方法筛查未破裂的颅内动脉瘤。	一项荟萃分析研究显示，阳性中风家族史增加近30%的中风风险。

有两类人，更要注意预防中风

1.有过短暂性脑缺血发作（TIA）的人

有 TIA 病史的人，在以后 5 年内中风的平均发生率是 35% ~ 75%。在 TIA 之后，第一年内发生中风的危险性最高，以后脑卒中的危险性逐年下降。

发现 TIA 后，每年至少 1 次仔细和彻底检查身体。有过 TIA 的人，对血压、血糖指标有一些特殊的要求，若出现异常，要在医生的指导下采取对应措施。

2.曾经发生过脑卒中的人

新数据显示，我国缺血性脑卒中年复发率高达 17.7%。在首次脑出血后患者复发的风险为 2.1% ~ 3.7%。至于降糖、降压的目标以及药物的选择，每个人的状况不同。

医生会在考虑药物、中风的特点和患者 3 方面因素的基础上个体化处理。

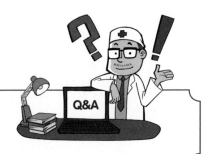

经典答疑

◆他汀类药物安全吗？

问：我父亲吃他汀类药物降血脂已经一年多了，这种药物安全吗？

答：长期使用他汀类药物治疗总体上是安全的。有脑出血病史的非心源性缺血性脑卒中或TIA患者应权衡风险和获益合理使用。

他汀类药物治疗期间，如果监测指标持续异常并排除其他影响因素，或出现指标异常相应的临床表现，应及时减药或停药观察（参考：肝酶超过3倍正常值上限，肌酶超过5倍正常值上限，应停药观察）；老年人或合并严重脏器功能不全的患者，初始剂量不宜过大。

◆输液"通血管"，能保命？

问：冬季温度低，是心脑血管疾病的高发期，听说很多患者入冬前可以去门诊吊 1 支通血管的药水（或打 1 支通血管）的针，认为这样就能疏通血管，预防中风。真有效吗？

答：非长远之计。

打针疏通血管不能长期预防中风，因为你不可能长期每天都吊针。

同种药物的口服和打吊针，只是给药方式的差异。不论给药方式是什么，在同样药量下，药物在身体内的代谢时间是一样的——只能维持几天，或者不到一天，不可能管多个月、甚至更长。

患者在中风急性期打吊针通血管的原因是：口服药得通过胃肠道吸收，而在患病急性期患者的肠胃功能已经受影响了，可能会影响药物吸收，耽误疾病治疗。而打吊针是从静脉给药的，就能保证药效。等病情稳定了，只要患者的肠胃功能正常，完全可以通过吃药通血管。

心脑血管疾病患者在日常就应该遵医嘱，吃一些改善血流和血液黏稠度的药物让血管畅通，还要注意饮食和运动。而非舍本逐末，平时不规范用药，依赖不靠谱的"通血管针"期待一针保命。

◆阿司匹林可以预防中风吗？

问: 究竟可不可以使用阿司匹林来预防中风呢？

答:10年心脑血管事件风险为 6%~10%,代表中风风险足够高,可以使用阿司匹林进行脑血管病预防。

10 年心脑血管事件风险 >10%,中风风险更高,使用阿司匹林预防脑血管疾病是合理的,其获益远超过风险。

但是,其他情况则不推荐使用阿司匹林进行预防。

◆中风为什么要查心脏？

问: 我父亲前几天因半身瘫痪入院,作了头颅 CT 检查,诊断为脑卒中。同时,医生开了超声心动图的检查单。请问,既然是脑卒中,为什么要作心脏方面的检查呢？

答:患了中风,一般要查心脏。

原因有两个:一是因为患中风后,心脏会受到不同程度的影响;二是因为中风有可能是心脏疾病所致,譬如心房纤颤或其他原因造成心腔内有血凝块,血凝块脱落后,会顺着血流进入脑动脉,造成脑动脉堵塞。

所以,医生会根据病情需要,安排心电图、24 小时心电图和超声心动图等检查。

最高效看病流程

聪明就医篇

PART 1 ▶
如何就诊更高效

初诊：一般是神经内科

脑血管疾病的初步筛查、诊治，应该挂神经内科。如达到手术指征的脑出血、蛛网膜下腔出血、病灶明显水肿的缺血性卒中等，则需要神经外科处理。

有些医院内科、外科没分开，统称为神经科；还有的医院开设了专门的血管病专科，都是适合中风初诊的科室。

如出现急性卒中等紧急情况，应尽快送医院急诊科或拨打"120"急救电话送院治疗。

急救：选具有溶栓能力的医院

急性中风发作，需要将患者送至有溶栓能力的医院。

心脑血管疾病患者及家属，应该牢记自己所处地方，哪些医院具有溶栓能力。记住：不是大医院都有溶栓能力！中风急救的时间才短短几个小时，找准医院，也是跟死神赛跑。

目前，有些急救中心信息还不完善。家属可以明确提出要求希望就诊的医院。

附录：广东首批加盟中国卒中中心联盟名单（排名不分先后，2015年情况）

广州市：中山大学附属第一医院、中山大学孙逸仙纪念医院、中山大学附属第三医院、中山大学附属博济医院（增城市人民医院）、暨南大学附属第一医院、暨南大学附属第四医院（广州红十字会医院）、南方医科大学南方医院、南方医科大学珠江医院、广州医科大学附属第一医院、广州医科大学附属第二医院、广州医科大学附属第三医院、广东药科大学附属第一医院、广东省人民医院、广东省中医院、广州市第一人民医院、中国人民解放军第458医院。

其他地市：暨南大学附属第二医院（深圳市人民医院）、暨南大学附属第三人民医院（珠海市人民医院）、广东医科大学附属医院、汕头大学医学院第一附属医院、深圳市第二人民医院、佛山市第一人民医院、东莞市人民医院、中山市人民医院、江门市中心医院、阳江市人民医院、茂名市人民医院。

记录医疗信息，节省就诊时间

我们提倡高血压、糖尿病、心脏病等慢性疾病患者，用小本子记录平常服用的药品和服用量、血压值、血糖值等信息。它们将在关键时刻派上大用场。

就诊之时，携带既往的病历以及记录数据的小本子，有助于医生评估中风风险。

急性中风的患者若处于中风昏迷状态，急救的医生将询问家属一些问题，比如：中风发作时有哪些症状，发现症状时的状态、时间等，药物服用情况，既往病史等。若有小本子的日常用药信息、检测数据，能提高急救效率，节省急救时间。

提高门诊就医效率的 5 个技巧

2. 如果属于疑难杂症，或者需要就诊号源特别紧张的专家，可选择特需门诊，挂号费比较高，但更容易获得号源，也能获得相对较长的与医生沟通会见时间。也可以申请会诊。

3. 带上可能需要的东西：身份证、医保卡、银行卡、现金、笔、原先的病历和检查单。如在该院是初诊，了解是否需要先开具诊疗卡。

1. 提前查询好医院地址，门诊楼的分布，药房、检验处、收费处的地点等。注意有不同院区的，不要白跑一趟。

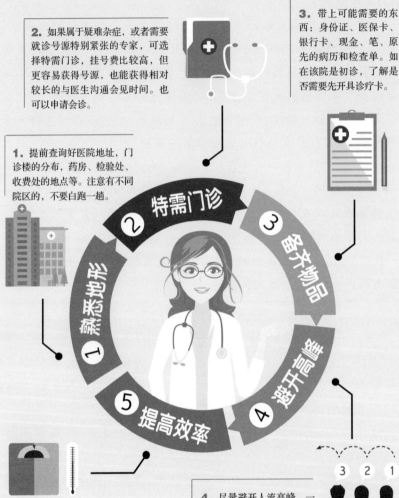

特需门诊
2
3 备齐物品
熟悉地形 1
5 提高效率
4 避开高峰

5. 如果需要进行多项检查，先去需要预约的项目（如B超、MR/CT），再去做不需预约的项目。

4. 尽量避开人流高峰。一般来说（非绝对）周一至周三上午，专家最全，但就诊人数也最多。上午看病的人多，下午少（当然，需要抽血检查的项目通常都要在上午）。

PART 2 ▶
网络,高效挂号新途径

利用各种各样的互联网或移动互联网工具进行预约挂号,不仅会节省大量排队挂号的时间,一些难得的号源也有更大的机会获得。而且,预约方式通常可以具体到时间段,可以避免就医与工作的时间冲突。

目前最常用的预约挂号方式一览(广东省)

1. 网络平台 (适用:经常使用电脑上网者)
广州市卫生局统一挂号平台:http://www.guahao.gov.cn。
医院官方网站:部分医院官网开通预约功能,一般在医院网站首页。
第三方网络挂号平台:健康之路、挂号网等。

2. 电话 (适用:上网不方便者或老年人)
健康之路:4006677400。
电信:114。
移动 :12580。

3. 微信平台 (适用:微信使用者)
流程:打开微信 App"微信→钱包→城市服务→挂号平台"。

4. 支付宝平台 （适用：支付宝使用者）

打开支付宝 App "支付宝→城市服务→挂号就诊"。

5. 医院微信公众号 （适用：适用微信使用者）

关注就诊医院微信公众号服务号便可预约。

6. 医院官方 App （适用：手机 App 熟练使用者）

目前仅有部分医院开发了相应 App。

7. 第三方挂号 App 及其微信公众号
（适用：手机 App 熟练使用者）

微医 App 及其微信公众号。

160 就医助手 App 及其微信公众号。

翼健康 App 及其微信公众号。

不同服务平台号源不一，可作不同尝试。

8. 现场预约 （适用：复诊者，其他预约方式不方便者）

各医院门诊预约挂号人工服务台：方式与一般现场挂号相似。

各医院门诊挂号自助机：需要注册或办理诊疗卡，兼具付款以及验单查询功能。

"微导诊"现场扫码预约。

9. 诊间预约 （适用：复诊者）

需要复诊的患者可以现场让医生预约下一次就诊时间。

10. 其他

一些医生的自媒体或公众号,兼具科普及加号服务。

预约挂号要注意的问题

◆注意医院号源放出的时间,不同挂号平台会有不同的放号时间,错过这个时候,一些抢手的号源会更难得到。

◆注意不同预约方式的有效预约时间,如提前 1 周或 2 周。

◆知晓不同预约方式的服务时间。部分网络预约是 24 小时,也有一些夜间(00:00—07:00)停止服务。

◆不要爽约。如有特殊情况,要提前取消。

◆有不同院区的医院,预约时应该看清楚医生出诊地点。

◆一些预约方式仅支持有该院诊疗卡者,初诊者可以尝试别的方式。

PART 3 ▶
增加药物依从性，
谨防用药误区

　　发生中风了,如何让治疗效果更佳? 一些窍门我们在预防篇里已详细介绍:中风者要坚持戒烟控酒、坚持运动、科学饮食等,这既是中风的治疗手段又是预防手段。

　　这里还需要强调的,是有良好的药物依从性。

　　发生过中风或 TIA (短暂性脑缺血发作),患者是否能遵从医嘱,有良好的药物依从性,这决定预后如何,能否显著降低脑卒中复发风险——这是国内外观察大量患者数据后得出的结论。

　　然而,在生活中,很多患者被一些所谓的养生信息误导,以至放弃治疗。以下误区要警惕。

误区：防中风，吃阿司匹林就够了

　　正确观点:中风的防控措施是综合的,阿司匹林只是预防中的一环。尽管阿司匹林很重要,但不要忘了遵医嘱服用降压、调脂、降血糖药物。下列人员最好不用阿司匹林:①血压很高不易控制的人;②有出血性疾病的人;③有脑出血家族史的人。

误区：中风症状减轻了，不用吃药了

正确观点：症状好转，不代表血管好转。中风有一定的复发率，做过 ESSEN 卒中风险评分量表的患者，得分越高的人越要坚持吃药。

误区：药物有副作用，会伤肝，保健品更安全

正确观点：保健品的安全性未有结论，也不可能有确切疗效。药品有副作用，但都是明确的，且吃药是收益远大于风险的。千万不能因噎废食，别盲目相信保健品，而放弃安全性更好的药物。

误区：有些食物或动作，是防中风的灵丹妙药

正确观点：关于中风的治疗与预防，民间的流言很多，比如吃某某食物能预防中风，煲某某能防治中风等。中风的防治是多方面综合进行的，不能过度强调某一种东西的重要性。拿食物来说，更强调饮食结构的合理和科学。

误区：输液比吃药更有效

正确观点：中风的治疗主要还是以他汀类、抗血小板和降压类药物为主，只有溶栓才需要静脉输液。不恰当的输液只会使病情更重。

误区：活血药物能疏通血管

正确观点：活血药物没有溶解血栓的作用，自然也就不能疏通血管。

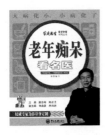

《老年痴呆看名医》

主编简介：

姚志彬，中山大学中山医学院教授，博士研究生导师，广东省医学会会长。**陆正齐**，中山大学附属第三医院神经内科教授，博士生导师。

内容简介：

阿尔茨海默症是老年人痴呆的重要原因，它不是正常的老化，而是一种疾病！它不仅夺走患者的记忆，也可能让他们丧失思考、行为的能力，给家庭带来困境。本书将告诉您如何尽早发现老年痴呆的苗头，并积极处理；告诉您如何科学爱护大脑，让它更年轻。同时也为有老年痴呆患者的家庭提供具体可行的日常照护指引。

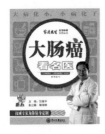

《大肠癌看名医》

主编简介：

汪建平，中山大学附属第六医院结直肠外科主任，中华医学会理事，广东省医学会副会长，广东省医师协会副会长。

内容简介：

大肠是健康的"晴雨表"，很容易随身体状况的变化而发生问题，而人们最易忽视细微的身体变化，如最常见的便秘和腹泻，这其中可能隐藏着重大疾病，比如逐年高发的大肠癌。本书最重要的目的，是要带给读者一个忠告：是时候关心一下您的肠道了。关注自己的肠道，会带来无比珍贵的健康。

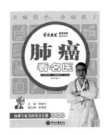

《肺癌看名医》

主编简介：

何建行，广州医科大学附属第一医院院长、胸外科教授，原卫生部有突出贡献中青年专家，国务院特殊津贴专家，中央保健专家，中国十大口碑医生，广东省医学会胸外科学分会首届主任委员。

内容简介：

肺癌，一直高居我国癌症发病率的第一位。为什么会患上肺癌？早期怎么发现，该做哪些检查？如何选择治疗方案？……种种问题困扰着患者和家属。本书以通俗的语言、图文并茂的方式，全面介绍肺癌的病因、检查及治疗手段，给患者提供贴心、权威的诊疗指南。

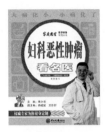

《妇科恶性肿瘤看名医》

主编简介：

李小毛，中山大学附属第三医院妇产科主任兼妇科主任，教授，博士研究生导师，妇产科学术带头人。

内容简介：

为什么会患上妇科恶性肿瘤？早期如何发现？做哪些检查能尽快、准确知晓病情？选哪种治疗方案？出院后，身体的不适如何改善？……本书以通俗的语言、图文结合的方式，介绍宫颈癌、子宫内膜癌、卵巢癌的病因、相关检查、治疗、高效就医途径等，是患者及其家属贴心、权威的诊疗指南。

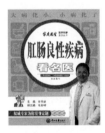

《肛肠良性疾病看名医》

主编简介：

任东林，主任医师，医学博士，外科学教授，博士研究生导师，中山大学附属第六医院运营总监，肛肠外科、中西医结合肛肠外科、盆地治疗专科主任，中国中西医结合学会大肠肛门病专业委员会主任委员，世界中医联合会肛肠专业委员会副主任委员。

内容简介：

我国肛门直肠良性疾病患者数以亿计。最常见的肛门良性疾病包括痔、肛瘘、肛裂、肛周脓肿、肛周肿物、藏毛窦等等。肛肠缘何会生病？如何防？如何治？本书以活泼的语言、生动的图示，为您讲述。权威科学、贴近生活，力求切实为患者排忧解难。

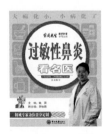

《过敏性鼻炎看名医》

主编简介：

赖荷，广州医科大学附属第二医院过敏反应科主任、主任医师，中华医学会变态反应学分会常务委员，中国医师协会变态反应医师分会常务委员，广东医学会变态反应学会分会主任委员。

内容简介：

在 21 世纪，过敏成了一种时代病。其中过敏性鼻炎在全球的发病率在 10%~25%，有逐年增加趋势。有人认为，过敏性鼻炎不治也没什么大不了。事实上，30%~40% 的过敏性鼻炎会继续发展成支气管哮喘。本书旨在普及过敏性鼻炎的医学常识，图文并茂，语言力求通俗易懂，给读者以全方位的实用指导。

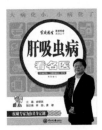

《肝吸虫病看名医》

主编简介：

余新炳，中山大学中山医学院教授，博士研究生导师，国家医药监督管理局药物评审专家，广东省寄生虫学会理事长。

内容简介：

得了肝吸虫病要怎么办？需要做哪些检查？有没有遗传性？如何确定体内已无虫卵？怎样预防这种疾病？本书以简明、通俗的语言，向读者介绍肝吸虫病的致病原因、自检方法、治疗手段和预防措施等知识，同时，还提供一些高效就诊的小技巧，既突出阅读的趣味性，又兼顾知识的系统性和全面性，使读者可以轻松掌握肝吸虫病的基本知识。远离肝吸虫病，从这里开始吧！

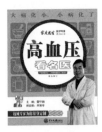

《高血压看名医》

主编简介：

董吁钢，中山大学附属第一医院心血管医学部主任，教授，博士研究生导师，广东省医学会心血管病分会高血压学组组长。

内容简介：

我国的血压控制率只有 6.1%，高血压病人中约 75% 的人吃了降压药，血压还是没有达标。吃药为啥不管用？血压高点有啥可怕？为何要严格控制血压？顽固的高血压如何轻松降下来？防治高血压的并发症有何妙招？……以上种种疑问，在这本书里，都能找到您看得懂的答案。

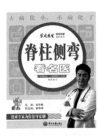

《脊柱侧弯看名医》

主编简介：

杨军林，中山大学附属第一医院脊柱侧弯中心主任、教授，广东省新苗脊柱侧弯预防中心主任。中华医学会骨科分会小儿骨科学组委员，中国康复医学会脊柱畸形委员会副主任委员。

内容简介：

什么是脊柱侧弯？如何自查脊柱侧弯？脊柱侧弯要怎么矫正？会不会耽误孩子的学习和发育？……本书以通俗的语言、图文并茂的方式，全面介绍脊柱侧弯的成因、检查和诊治办法，为读者答疑解惑，提供贴心、权威的诊疗指南。

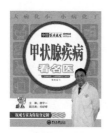

《甲状腺疾病看名医》

主编简介：

蒋宁一，中山大学孙逸仙纪念医院核医学科主任医师，教授，博士研究生导师，中华医学会核医学分会治疗学组组长。

内容简介：

当今生活压力大，节奏紧张，甲状腺疾病的发病率有上升趋势。甲状腺最常生哪些病？生病的甲状腺该如何治？……本书以通俗易懂的语言、生动活泼的图片聚焦甲状腺疾病，向广大读者介绍甲状腺的生理功能及其常见病的防治知识。患者最关心、最常见、最具代表性的疑问都能从本书中得到解答。

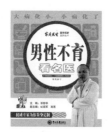

《男性不育看名医》

主编简介：

邓春华，中山大学附属第一医院泌尿外科教授，博士研究生导师，中华医学会男科学分会候任主任委员。

内容简介：

二孩政策全面放开，孕育话题再次被引爆。然而，大量不育男性却深陷痛苦之中。不育男性如何通过生活方式的调整走出困境？医生如何借助"药丸子""捉精子""动刀子"等手段，让患者"绝处逢生"？患者与男科医生之间如何高效沟通？……本书语言通俗易懂，不失为男性不育患者走出困境的一份权威指南。

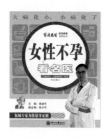

《女性不孕看名医》

主编简介：

张建平，中山大学孙逸仙纪念医院妇产科教授，博士研究生导师，学术带头人，中华妇产科学会妊娠期高血压疾病学组副组长。

内容简介：

不孕不育，一种特殊的健康缺陷。不孕女性需要做哪些相关检查和治疗？如何通过生活方式的调整走出困境？不孕女患者的诊治有怎样的流程？试管婴儿能解决所有的问题吗？……本书以通俗易懂的语言，全面介绍了女性不孕的病因、相关检查、治疗手段及高效就医途径，不失为女性不孕患者走出困境的一份权威指南。

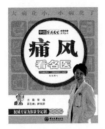

《痛风看名医》

主编简介:

张晓,广东省人民医院风湿科行政主任,中国医师协会风湿免疫科医师分会副会长,广东省医师协会风湿免疫分会主任委员,广东省医学会风湿免疫分会副主任委员。

内容简介:

得了痛风,便再也摆脱不了随时发作的剧痛? 再也离不开药罐子的生活? 再也无缘天下美味,只能索然无味地过日子? ……专家将带给您关于痛风这个古老疾病的全新认识:尿酸是可以降的,痛是不需要忍的,而美食同样是不可辜负的。本书以图文并茂的方式,给痛风及高尿酸血症患者一份医疗、饮食、运动、行为全方位生活管理指导。

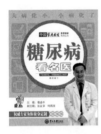

《糖尿病看名医》

主编简介:

翁建平,中山大学附属第三医院教授,博士研究生导师,内分泌科首席专家,现任中华医学会糖尿病学分会主任委员。

内容简介:

怎样知道自己是否属于糖尿病危险人物? 患了糖尿病如何通过饮食方式的调整、行为方式的改变以及药物治疗来稳定血糖? 如何有效地与医生沟通……本书以通俗易懂的语言、图文并茂的方式,全面介绍糖尿病的病因、相关检查、治疗手段及高效就医途径,给糖尿病患者一份医、食、动、行的全方位生活管理指导。

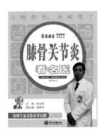

《膝骨关节炎看名医》

主编简介:

史占军,南方医科大学南方医院关节与骨病外科主任、教授、主任医师、博士生导师,广东省医学会关节外科学会主任委员。

内容简介:

中老年膝关节疼痛占了骨科门诊二分之一的病人,主要原因就是骨性膝关节炎。生活中怎么才能养护珍膝,延缓退化? 跑步、爬山如何不伤膝? 得了膝骨性关节炎如何选择合适的运动方式? 疼痛如何避免? ……本书以通俗易懂的语言,图文并茂的方式,给膝关节炎患者一份医疗、饮食、运动、行为的全方位生活管理指导。

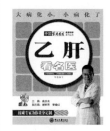

《乙肝看名医》

主编简介：

　　高志良，中山大学附属第三医院肝病医院副院长，感染性疾病科主任，教授，博士研究生导师，广东省医学会感染病学分会主任委员。

内容简介：

　　本书由著名肝病专家高志良教授主编，聚焦乙肝话题，进行深度剖析：和乙肝病毒感染者进餐会传染乙肝吗？肝功能正常需不需要治疗？乙肝患者终生不能停药吗？乙肝妈妈如何生下健康宝宝？患者与医生之间如何高效沟通？……想知道答案吗？请看本书！

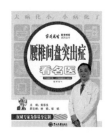

《腰椎间盘突出症看名医》

主编简介：

　　黄东生，中山大学孙逸仙纪念医院脊柱外科教授，主任医师，博士研究生导师。广东省医学会脊柱外科学分会前任主任委员，中国医师协会骨科医师分会脊柱畸形委员会委员，国际内固定学会AOSpine 中国区理事兼脊柱培训中心主任。

内容简介：

　　腰痛缠身，是否意味患上了腰椎间盘突出症？腰椎间盘突出症患者，如何治疗、保健、聪明就医？本书以通俗易懂的语言、图文并茂的方式，介绍腰椎间盘突出症的症状、病因、治疗、日常保健及高效就医知识，为患者提供"医、食、住、行"全方位指引。

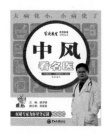

《中风看名医》

主编简介：

　　胡学强，中山大学附属第三医院神经病学科前主任，教授，博士研究生导师，中国中西医结合学会脑心同治专业委员会副主任委员。

内容简介：

　　中风又称脑卒中。中风先兆如何识别？中风或疑似中风，要做哪些相关检查和治疗？中风救治一刻千金，其诊治的标准流程是怎样的？如何调整生活方式，防患于未然？……本书以通俗易懂的语言，全面介绍了中风的病因、相关检查、治疗手段及高效就医途径，不失为读者的一份权威指南。

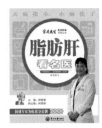

《脂肪肝看名医》

主编简介：

钟碧慧，中山大学附属第一医院感染科主任，教授、博士研究生导师，广东省医学会肝脏病学分会副主任委员。

内容简介：

随着饮食结构和生活习惯的改变，脂肪肝已成为我国第一大慢性肝病。怎样知道自己是否有脂肪肝？脂肪肝有哪些危害？患了脂肪肝，怎么办？是否再也离不开药罐子的生活？能彻底治愈吗？……专家将为您揭开脂肪肝的来龙去脉，介绍脂肪肝的病因、相关检查和治疗手段。书中内容科学、语言通俗、图文并茂，让您在轻松阅读之余，掌握脂肪肝的防治之道。

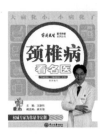

《颈椎病看名医》

主编简介：

王楚怀，中山大学附属第一医院康复科教授，博士研究生导师，中国康复医学会颈椎病专业委员会副主任委员。

内容简介：

颈椎病是日常生活中的常见病、多发病。其类型多样，表现百变。颈椎长骨刺＝颈椎病？得了颈椎病，最终都会瘫？反复落枕是何因？颈椎病为何易复发？颈椎病，如何选枕头？"米"字操，真的有用吗？……本书以通俗易懂的语言、图文并茂的形式，深入浅出地介绍了颈椎病的来龙去脉，让读者在轻松阅读之余，学会颈椎病的防治之法。

小编已恭候多时！

书里装不下的话题，

扫二维码

我们在这里告诉你，

终于等到你。